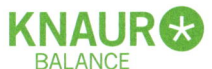
KNAUR
BALANCE

Ulrike Reiche

Meine Yoga-Pause für unterwegs

HAVE A BREAK

KNAUR ✳
BALANCE

Besuchen Sie uns im Internet:
www.knaur-balance.de

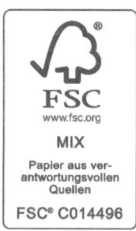

© 2017 Knaur Verlag
Ein Imprint der Verlagsgruppe
Droemer Knaur GmbH & Co. KG, München.
Alle Rechte vorbehalten. Das Werk darf – auch teilweise – nur
mit Genehmigung des Verlags wiedergegeben werden.
Redaktion: Martina Darga
Umschlag, Gestaltung und Satz:
Nadine Clemens, München
Umschlagabbildung: © peecheey/summer travel
Druck und Bindung: GGP Media GmbH, Pößneck
Printed in Germany
ISBN 978-3-426-67507-6

2   4   5   3   1

Inhalt

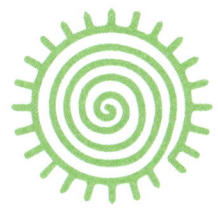

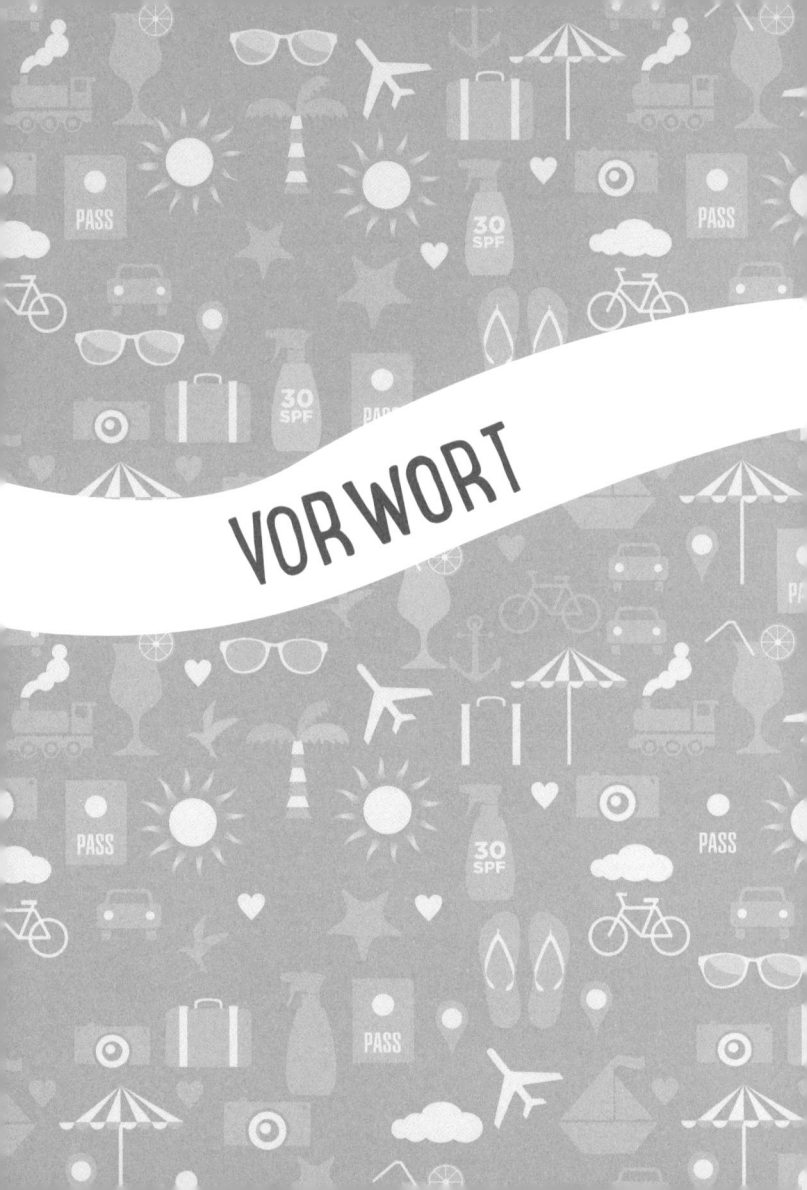

VORWORT

»Der Weg ist das Ziel.«

KONFUZIUS

Wir leben in einer Welt, die von zunehmender Mobilität und Flexibilität geprägt ist. Diese Art der Lebensführung und Arbeitsweise hat eine längere Geschichte: Bereits seit dem Beginn des 19. Jahrhunderts sind unsere Gesellschaft und Ökonomie gekennzeichnet von einem stetigen Zuwachs an Mobilität. Erst Erfindungen wie Eisenbahn, Automobil und Flugzeug ermöglichten es, Menschen und Güter über weite Strecken hinweg immer schneller zu transportieren. Einerseits profitieren wir davon, so ist beispielsweise eine Vielzahl von Waren global verfügbar, oder wir haben die Möglichkeit, unserer Arbeit in einer anderen Stadt nachzugehen. Andererseits wird das alltägliche Unterwegssein von vielen Menschen als Belastung empfunden – nicht nur, weil in den Ballungszentren während des Berufsverkehrs die Straßen verstopft und Züge überfüllt sind. Ganz grundsätzlich werden Fahrt und Flug oftmals als vertane Zeit angesehen – und als eine Einschränkung des

Privatlebens, denn es bleibt weniger Zeit für Familie und Freunde und kaum noch Zeit für Hobbys und Sport.

Dies führt dazu, dass viele Menschen versucht sind, die in ihren Augen unnütze Zeit mit nützlichen Tätigkeiten zu füllen. Digitale Endgeräte ermöglichen es, auf dem Weg zur Arbeit oder auch nach dem Verlassen des Arbeitsplatzes E-Mails zu lesen und zu beantworten, Präsentationen zu überarbeiten, Fachliteratur zu studieren, Gesprächsprotokolle zu erstellen und vieles mehr. Jeder Bahnreisende kann Geschichten davon erzählen, wie Mitreisende im Großraum lauthals Geschäftliches per Mobiltelefon besprechen – und alle hören mit. Die Arbeit findet kein Ende mehr, sie wird im fließenden Übergang mit auf den Heimweg genommen oder sogar schon auf dem Weg zur Arbeitsstelle begonnen.

Wenn die mobile Zeit nicht für Berufliches genutzt wird, ist sie meistens mit anderen Aktivitäten angefüllt. Es werden Filme geschaut, es wird gelesen, im Internet gesurft oder via SMS, Mail oder Telefon mit Freunden kommuniziert. Auch wenn im Einzelnen nichts gegen diese Art von Beschäftigung spricht, beobachte ich oftmals bei meinen Klienten, dass der arbeitsreichen Zeit im Job ein privater Aktionismus folgt. So bleibt kaum noch Zeit zum Durchatmen, Innehalten, Ab- und Umschalten beim Wechsel von der einen in die andere Welt.

Sich gegen den mobilen Zeitgeist zu stemmen erscheint mir ähnlich aussichtslos, wie das Wetter beeinflussen zu wollen. Doch sind wir bei genauerer Betrachtung weniger getrieben und ausgeliefert, als es uns auf den ersten Blick erscheint. Es gibt Nischen, die wir nutzen können, auch und gerade für unsere persönlichen Belange und zur Erholung zwischendurch. Dabei spielen uns die Betreiber von Bahnhöfen, Flughäfen, Wartebereichen und Shopping-Umgebungen durchaus in die Hand: Diese Orte werden mehr und mehr zu Plätzen einer mobilen Gesellschaft, in der man von »überall aus alles« machen kann. Sie bieten neben digitalen Kommunikationsmöglichkeiten auch Raum zum Rückzug und zur Entspannung. Solche Ruheräume sind manchmal nicht leicht zu entdecken, doch mit einem geschärften Blick werden Sie sie im umtriebigen Geschehen finden können.

In einer Zeit, die uns Menschen immer mehr Flexibilität und Mobilität abverlangt, beruflich wie privat, ist es wichtig, die eigene Arbeits- und Lebensweise zu überdenken. Denn nur wenn wir unser Verhalten anpassen, können wir trotz der veränderten Bedingungen einerseits dauerhaft leistungsfähig bleiben und auf der anderen Seite unsere Lebensqualität aufrechterhalten oder gar verbessern.

Aus diesem Grunde lassen Sie uns über den Tellerrand hinausschauen und einen Blick auf die Bionik werfen. Die Bionik ist ein modernes Forschungsfeld, das sich mit der Übertragung von natürlichen Strukturen und Prozessen auf das moderne Leben beschäftigt. Sie geht davon aus, dass der Mensch von den Grundprinzipien der Natur lernen kann. Wie die Geschichte zeigt, ist dies bereits öfter geschehen. So sind viele technische Entwicklungen natürlichen Prinzipien entlehnt. Das wohl bekannteste Beispiel ist Leonardo da Vincis Idee, den Vogelflug auf Flugmaschinen zu übertragen. Ein Beispiel aus dem modernen Alltag ist der von Kletten entlehnte Klettverschluss.

In der heutigen Zeit, da uns die gesellschaftliche Entwicklung eine Veränderung unserer Lebensweise abverlangt, gilt es, über technische Produktentwicklungen hinauszudenken. Lassen Sie uns im Sinne der Bionik einen Blick riskieren auf unsere moderne Art zu leben. Was können wir Menschen – die wir ja letztlich ein Teil der Natur sind – in Bezug auf unser modernes und mobiles Leben von natürlichen Gegebenheiten lernen?

Alles in der Natur unterliegt einem bestimmten Rhythmus. Das gilt für die Abfolge von Tag und Nacht ebenso wie für das Wachstum von Pflanzen und das Verhalten von Tieren. Betrachten wir unser Leben, so stellen wir fest, dass es häufig den natürlichen Rhythmen zuwiderläuft – wenn wir zum Beispiel immer nur auf Hochtouren laufen und nicht genügend Ruhepausen einlegen oder die Nacht arbeitend zum Tag machen.

Alles in der Natur strebt nach Balance und Entwicklung. Welche Kräfte hier wirken und wie sensibel ihr Zusammenspiel ist, fällt uns erst auf, wenn das Gleichgewicht nicht mehr stimmt, zum Beispiel wenn die Erwärmung der Atmosphäre zum Abschmelzen polarer Eismassen oder die Zunahme von Schadstoffen in der Luft zum Waldsterben führt. Gleiches gilt für den Menschen: In unserem Körper spielen sich, von uns völlig unbemerkt, ununterbrochen Vorgänge ab, die uns gesund und am Leben erhalten. Außerdem unterliegt unser menschliches System natürlichen Rhythmen wie zum Beispiel dem Wechsel zwischen Tag und Nacht.

Erst das Wechselspiel von Bewegung und Ruhe ermöglicht es uns, HÖCHSTLEISTUNG zu bringen, ohne dabei leerzulaufen.

Zahlreiche Studien weisen nach, dass für eine gesunde Lebensweise gleichermaßen körperliche Aktivität und Zeiten der Entspannung nötig sind. Erst das Wechselspiel von Bewegung und Ruhe ermöglicht es uns, Höchstleistung zu bringen, ohne dabei leerzulaufen. Die Entspannungsphasen haben dabei eine maßgebliche Funktion: Sie bauen Stress ab und fördern die Regeneration.

Zwar können wir aufgrund der modernen Lebensweise unser Leben bis zu einem gewissen Grad unabhängig von natürlichen Gegebenheiten gestalten. Doch alle dauerhaften Abweichungen von den naturgegebenen Wurzeln erfordern eine körperliche und mentale Anpassungsleistung von uns, die uns Kraft und Energie kostet – und möglicherweise zusätzlichen Stress verursacht. So resultiert ein hohes Maß an Stress nicht etwa aus zu viel Arbeitslast oder Konflikten im beruflichen Umfeld, sondern schlicht aus der Art, wie wir zu unserem Arbeitsplatz gelangen. Lange Arbeitswege und ständiges Unterwegssein belasten uns deutlich. Das gilt insbesondere für Flüge oder Bahnreisen, die über Zeit- und Klimazonen hinweggehen. In diesen Fällen benötigt der Körper ausreichende Regeneration. Meistens schenken wir diesem Bedürfnis gar keine Beachtung, sondern sind vielmehr bemüht, unseren normalen Arbeits- und Lebensrhythmus entgegen den physischen Kapazitätsgrenzen aufrechtzuerhalten. Verzichten wir komplett auf angemessene Erholungsphasen, kommt es schließlich zur Überlastung, die zu Leistungseinbußen führt und Gesundheitsbeschwerden auslösen kann. Aus diesem Grunde ist es wichtig, gerade die oft unvermeidbaren Zeiten von Mobilität gezielt für Erholung und Entspannung zu nutzen, statt sie zusätzlich mit Arbeit und weiterer Anstrengung zu füllen.

Dieses Buch stellt den Umgang mit der Zeit des Unterwegsseins in den Mittelpunkt. Sie finden Anregungen, um unterwegs zu entspannen und neue Energie zu tanken. Nutzen Sie die Reflexionsfragen in jedem Kapitel dafür, Ihre Gewohnheiten zu hinterfragen, und finden Sie mit einfachen Kniffen Ihren ganz persönlichen Rhythmus. So wird es Ihnen mehr und mehr gelingen, auch unterwegs bei sich selbst zu bleiben: Nutzen Sie diese Zeit dafür, sich zu sammeln, um zu reflektieren und abzuschalten, sich zu sortieren, und kommen Sie schließlich innerlich aufgeräumt und entspannt an Ihrem Ziel an.

Ich wünsche Ihnen viel Freude auf Ihrem Weg von A nach B. Wenn es Ihnen gelingt, das Unterwegssein als einen essenziellen Teil Ihrer Lebenszeit wertvoll zu gestalten, sind Sie – im wahrsten Sinne des Wortes – auf gutem Wege!

Ulrike Reiche

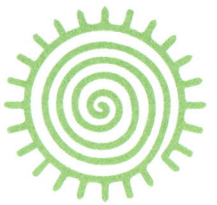

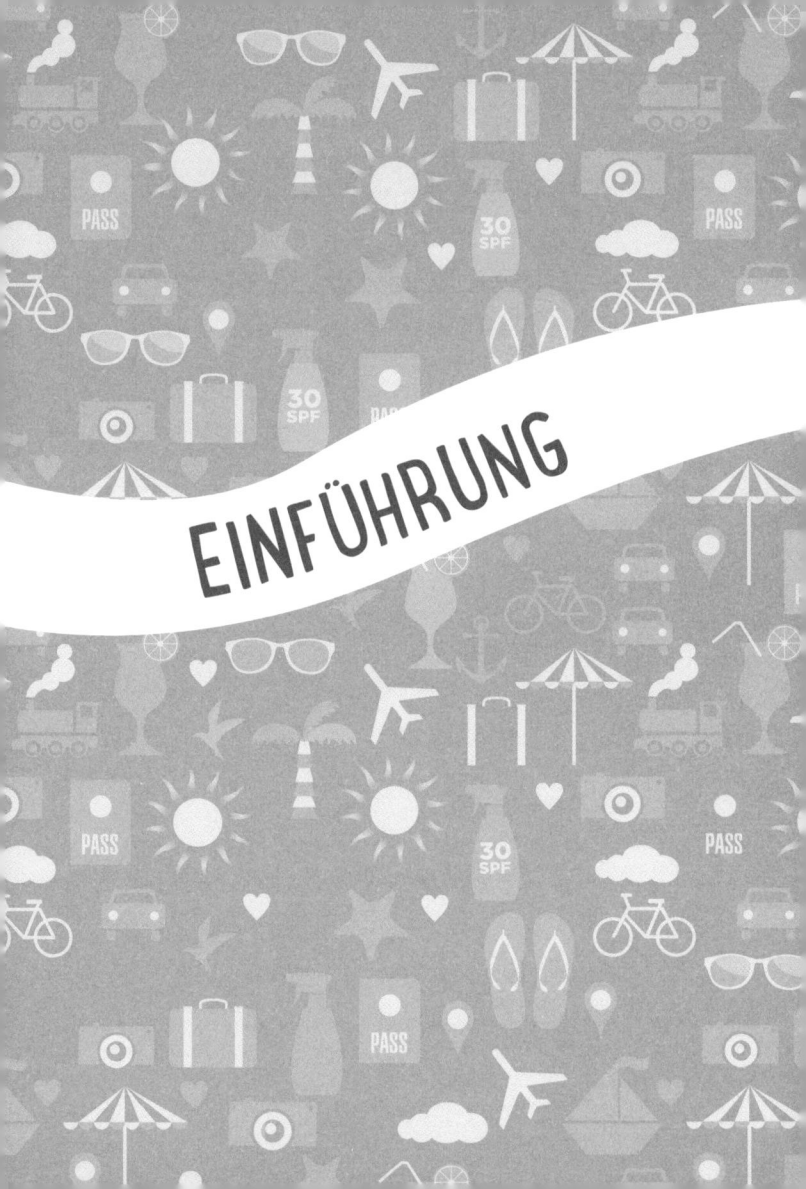

EINFÜHRUNG

Der Weg zur Arbeit

Wer nicht gerade neben der Arbeitsstelle wohnt und sie bequem zu Fuß oder mit dem Rad erreichen kann, ist heutzutage mit mehr oder weniger langen Arbeitswegen konfrontiert. Dabei ist die Entfernung in Kilometern gerechnet nicht immer das Entscheidende. Selbst wer in derselben Stadt wohnt, wo er arbeitet, muss für die Fahrt aufgrund des dichten Verkehrs oder ungünstiger Bus- und Bahnverbindungen längere Wegezeiten von Tür zu Tür einkalkulieren. Dies gilt insbesondere für Großstädte und Ballungszentren, in denen Fahrtzeiten pro Strecke von einer Stunde oder mehr keine Seltenheit sind.

Zu einem Arbeitstag mit seinen gewohnten Herausforderungen addiert sich für viele Menschen also noch die An- und Abfahrt hinzu. Neben der zeitlichen Beanspruchung gibt es häufig noch weitere Stressfaktoren, zum Beispiel Stau auf der Autobahn, verspätete Bahnen, ausgefallene Flüge oder nörgelnde Mitreisende. Wer viel unterwegs ist, rechnet einen gewissen Zeitpuffer ein, um ein pünktliches Erscheinen sicherzustellen. Insofern beansprucht nicht nur die reine Arbeitszeit ein gewisses Maß an Lebenszeit, sondern auch noch der Fahrweg von und zur Arbeit.

Wie weit entfernt Sie vom Arbeitsort wohnen, ist Ihre persönliche Entscheidung. Daher wird aus arbeitsrechtlicher Sicht der Weg von und zur Arbeit als Privatsache betrachtet. Fahrten zwischen Wohnung und Arbeitsstätte zählen nicht zur Arbeitszeit, sondern gelten als Ruhezeiten, weshalb Sie für die Fahrzeit normalerweise weder einen finanziellen Ausgleich noch eine Gutschrift auf dem Stundenkonto verlangen können. Ausnahmen hiervon bestehen dann, wenn Sie einen Beruf ausüben, in dem Sie immer wieder an unterschiedlichen Einsatzorten tätig werden, zum Beispiel als Außendienstmitarbeiter, Postbote, Zugbegleiter, Berufskraftfahrer oder Angehöriger einer ähnlichen Berufsgruppe. Oder aber, wenn Ihr Arbeitgeber verlangt, dass Sie auch unterwegs Arbeitsleistungen erbringen, etwa im Zug mit dem Notebook arbeiten oder geschäftliche Telefonate führen.

Doch selbst Menschen, auf die diese Ausnahmen nicht zutreffen, werden die Fahrzeit von und zur Arbeit in den meisten Fällen wohl nicht als Freizeit empfinden. Dies hat damit zu tun, dass sie währenddessen nur begrenzt eigenen Interessen nachgehen oder sich nur eingeschränkt ausruhen können. Doch es ist viel mehr möglich, als wir denken. Umso wichtiger ist es, sich einmal grundsätzliche Gedanken darüber zu machen, wie das Un-

Nur wer den eigenen HANDLUNGSSPIELRAUM (er)kennt, findet auch Mittel und Wege, ihn für sich zu nutzen.

terwegssein optimal für persönliche Zwecke und zur Erholung genutzt werden kann. Denn nur wer den eigenen Handlungsspielraum (er)kennt, findet auch Mittel und Wege, ihn für sich zu nutzen.

Zum Einstieg lade ich Sie ein, Ihren eigenen Einflussmöglichkeiten auf die Spur zu kommen. Nehmen Sie sich für die nachfolgenden Reflexionsfragen einen Moment Zeit. Vielleicht mögen Sie sich ein Blatt Papier für Ihre Notizen bereitlegen – oder nutzen hierfür Ihr Smartphone oder Tablet. Letzteres haben Sie ohnehin immer dabei, und so können Sie unterwegs immer wieder einmal einen Blick auf Ihre Gedanken werfen, weitere Überlegungen ergänzen oder sie sich einfach in Erinnerung rufen.

▶ Wie stufen Sie derzeit die Belastung durch Ihren Arbeitsweg ein?
   Nutzen Sie für Ihre persönliche Einschätzung eine Skala von 0 = keinerlei Belastung bis 10 = sehr hohe Belastung.
▶ Welche Aspekte empfinden Sie als besonders störend?

- Nehmen wir an, Sie sind unzufrieden mit Ihrem persönlichen Skalenwert und möchten sich gern verbessern – mit welchem Skalenwert könnten Sie gut leben?
- Woran würden Sie erkennen, dass Sie sich in Richtung des besseren Skalenwertes entwickeln? Was konkret wäre dann anders als im Moment?
- Für den Fall, dass Sie störende Rahmenbedingungen nicht beeinflussen können – womit würden Sie künftig gern besser zurechtkommen?

Einige Beispiele:
- Ich wünsche mir mehr Gelassenheit bei unerwarteten Verzögerungen, beispielsweise verspätete Verkehrsmittel, Stau.
- Ich würde gern während der Fahrt zur Ruhe finden.
- Ich möchte die Fahrzeiten gern konsequenter für meine Interessen nutzen.
- Auf dem Heimweg möchte ich gern schneller vom Arbeitsalltag abschalten.

► Ich möchte mir von nörgelnden oder un-
angenehmen Mitreisenden nicht mehr die
Stimmung vermiesen lassen.
Was sonst? …

► Wie könnten Sie diese Veränderungen her-
beiführen – was müssten Sie dafür anders
machen als bisher?

► Wer – außer Ihnen selbst – könnte Sie bei
der Umsetzung unterstützen?

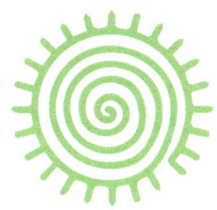

Das Mittel zum Zweck

Mit welchem Verkehrsmittel Sie Ihren Arbeitsweg bewältigen, hängt neben Ihren persönlichen Präferenzen stark vom regionalen Angebot ab: Im städtischen Raum steht Ihnen in der Regel ein gut ausgebauter öffentlicher Nahverkehr zur Verfügung. Pendeln Sie hingegen aus der ländlichen Umgebung, werden Sie vermutlich das Auto vorziehen. Für Langstreckenpendler kommen Bahn und Flugzeug in Frage.

Das Verkehrsmittel Ihrer Wahl bestimmt bis zu einem gewissen Grad Ihre Gestaltungsmöglichkeiten während des Fahrweges.

Zu Fuß unterwegs

Wenn Sie das Glück haben, nahe am Arbeitsplatz zu wohnen, können Sie Ihren Arbeitsweg auf

Schusters Rappen bewältigen. Neben der üblichen Konzentration, die Ihnen der Verkehr abverlangt, bringen Sie so Ihren Körper in Bewegung. Ihr Nutzen: Körperliche Aktivität ist eine wesentliche Voraussetzung für Ihre Fitness und für den alltäglichen Abbau von Stress.

Mit dem Fahrrad zur Arbeit

Eine etwas längere Strecke zur Arbeit lässt sich gut mit dem Fahrrad überwinden. Gerade im städtischen Umfeld sind Sie häufig mit dem Rad schneller und unabhängiger unterwegs, als wenn Sie Bus oder Bahn nutzen. Zudem lässt sich Fahrradfahren leicht in den Alltag integrieren und ist ein wunderbares Mittel, um sich täglich körperlich zu betätigen und Ausdauer zu trainieren. Radfahren hilft auch dabei, den Alltagsstress abzuschütteln – so kommen Sie wach und entspannt an Ihrem Ziel an.

Das Auto als Transportmittel

In Deutschland sind viele Menschen täglich mit dem eigenen Pkw unterwegs. Besonders dort, wo die öffentliche Verkehrsanbindung stark eingeschränkt ist oder längere Arbeitswege zu überwinden sind, ist man auf das Autofahren angewiesen. Hinzu kommen natürlich all jene, die aus beruflichen Gründen das Auto nutzen. Auf den ersten Blick sind Ihre Gestaltungsmöglichkeiten während der Fahrt sehr begrenzt: Wer im Auto unterwegs ist, richtet seine ganze Aufmerksamkeit während des Fahrens auf den Verkehr. Die notwendige Konzentration und das durchgehende Sitzen schließen viele Aktivitäten zur aktiven oder passiven Entspannung aus.

Natürlich können Sie während des Fahrens Musik oder Hörbücher hören oder sich unterhalten, sei es mit Mitfahrern oder über die Freisprechanlage am Telefon. Doch damit scheint meistens das Spektrum der Möglichkeiten bereits erschöpft. Ich möchte Ihnen im Praxisteil zwei Ideen mit auf den Weg geben, mit denen Sie sich während der Fahrt leicht regenerieren können: Singen als musikalischer Stimmungsmacher und eine Atemtechnik, die Ihren Geist erfrischt.

Wenn Sie längere Strecken zu überbrücken ha-

> **Wer bei längeren Autofahrten die Pausen bewusst für mentale ENTSPANNUNG nutzt, kann erfrischt weiterfahren.**

ben, werden Sie die Fahrt zwischendurch für eine Toiletten- und/oder Essenspause unterbrechen. Nutzen Sie die Übungen im Praxisteil, um sich mental zu entspannen und Ihrem Körper etwas Bewegung zu gönnen. Anschließend werden Sie sich erfrischt fühlen und sind bereit für den nächsten Fahrabschnitt.

Bahn fahren

Wenn man sich einmal potenzielle Stressfaktoren wie unpünktliche Züge und unangenehme Mitreisende wegdenkt, ist Bahnfahren sicher das Ver-

kehrsmittel, das Ihnen die meisten Entspannungsmöglichkeiten während des Reisens bietet. Da Sie
anders als im Auto nicht selbst am Steuer sitzen,
können Sie frei entscheiden, worauf Sie Ihre Konzentration richten. Sie können während der Fahrt
aufstehen und sich bewegen oder aber tief entspannen und etwas schlafen. Wenn Sie sich wach
und frisch fühlen, werden Sie wohlmöglich eine
Arbeitseinheit einlegen, ein Buch lesen oder einen
Film schauen. Und wenn Ihnen danach ist, halten
Sie vielleicht ein Schwätzchen mit einem netten
Reisegefährten.

Die Empfehlungen im Praxisteil helfen Ihnen
dabei, einen Moment bewusst vom Alltag abzuschalten, sich zu entspannen und neu auszurichten. Gerade wenn Sie länger unterwegs sein sollten, sollten Sie sich zwischendurch einen Augen-
blick des Innehaltens gönnen. Nehmen Sie Ihre
körperliche und mentale Verfassung wahr und entscheiden Sie daraufhin, was Sie zum Ausgleich tun
möchten. Widmen Sie sich Ihren gewohnten Aktivitäten erst wieder, nachdem Sie sich erholt haben.

Im Flieger

Fliegen ist das schnellste Verkehrsmittel, wenn es darum geht, längere Strecken zu überwinden. Auch wenn die meisten Menschen heutzutage schon einmal geflogen sind, haftet dieser Art des Reisens immer noch etwas Besonderes an. Fliegen »riecht« nach großer weiter Welt und übt auf viele einen großen Reiz aus.

Wenn Sie darauf angewiesen sind, regelmäßig zu fliegen, kann es für Sie schnell das Flair des S-Bahn-Fahrens bekommen. Insbesondere bei den kürzeren Flügen, bei denen gefühlt kurz nach der Startphase schon wieder zum Landeanflug angesetzt wird, will sich das Schwebegefühl eines Langstreckenfluges nicht recht einstellen. Gerade wenn Sie mehrmals pro Woche ins Flugzeug steigen, bekommt das Fliegen schnell die gleiche Normalität wie eine Bahnfahrt.

Außerdem relativiert sich das Reizvolle des Fliegens auch durch die schlechte Verkehrsanbindung einiger Flughäfen und die zunehmenden Wartezeiten an der Sicherheitsschleuse. Beides führt dazu, dass Sie längere Vorlaufzeiten einplanen müssen, bevor Sie tatsächlich im Flugzeug sitzen. Zudem hat das Fliegen seinen ganz eigenen Rhythmus, der vom Wechsel zwischen verschiedenen Verkehrsmitteln geprägt ist. So sind die An- und Abfahrten zum/vom Flughafen, sei es in öffentlichen Verkehrsmitteln oder im Taxi, Zeiten, die Sie kaum für sich selbst nutzen können. Echte Entspannung wird sich erst dann einstellen, wenn Sie im Flugzeug Ihren Platz eingenommen haben und sich in Ihrem Sitz zumindest für die nächste Stunde zurücklehnen können.

Sollten Sie, beispielsweise aufgrund verspäteter oder ausgefallener Flüge, einmal längere Wartezeiten am Flughafen zu überbrücken haben, finden Sie in diesem Buch Anregungen für ein entspannendes Pausenprogramm, mit dem Sie sich die Zeit angenehmer gestalten können. Suchen Sie dafür die an vielen Flughäfen eingerichteten Wartezonen und Lounges auf, und machen Sie das Beste aus der ungeplanten Verlängerung Ihrer Reisezeit. Im Praxisteil werden drei Übungen vorgestellt, die Sie während des Fluges auf dem begrenzten Raum Ihres Sitzes ausführen können.

Ihre Entspannungsmöglichkeiten während des Arbeitsweges hängen also stark von der Art des Verkehrsmittels ab, das Sie wählen bzw. auf das Sie angewiesen sind. Je nachdem, wie Sie unterwegs sind, können Sie sich zum Beispiel bewegen oder eben nicht. Sie können sich mehr oder weniger mit unterschiedlichen Aktivitäten beschäftigen, essen oder mit anderen Menschen kommunizieren. Was Sie während der Fahrzeit tun, die Art der Beschäftigung hat wiederum einen wesentlichen Einfluss darauf, inwieweit sie sich körperlich und/oder mental entspannen.

Darüber hinaus können digitale Endgeräte wie Smartphones, Tablets und Laptops genutzt werden, um die Möglichkeiten zur Entspannung und Beschäftigung zu erweitern. Vordergründig dienen sie einer erhöhten Erreichbarkeit und ermöglichen Ihnen unabhängig vom Standort, mit Ihren Kunden, Kollegen oder Liebsten zu kommunizieren. Darüber hinaus bieten sie Ihnen wertvolle Optionen zur Gestaltung des Arbeitsweges. So gibt es nicht nur Musikanwendungen, in denen Sie Ihre eigene Titelauswahl vornehmen und Playlists anlegen können, sondern auch Apps, die beispielsweise Fitnessprogramme oder Entspannungs- und Meditationstechniken anbieten. Wer gerne liest, kann auf die digitalen Buch- oder Zeitungsversionen zurückgreifen und hat seine Bibliothek stets dabei. Hinzu kommen natürlich auch die unzähligen Spiele-Apps. Auch wenn ich selbst grundsätzlich keine Freundin von Computerspielen bin, entdecke ich immer wieder Anwendungen, die für mich spannend sind. So beobachtete ich neulich in der S-Bahn eine junge Frau, die offensichtlich eine Puzzle-App auf ihrem Smartphone nutzte. Während ich neugierig über ihre Schulter schaute, kamen wir ins Gespräch und unterhielten uns darüber, wie gern wir schon als Kinder gepuzzelt hatten. Inzwischen habe ich ebenfalls die Puzzle-App installiert und nutze unterwegs jede freie Minute, um meine eigenen Fotos zu puzzeln. Mag Ihnen dieses Beispiel Anregung dafür sein, einmal auf die Suche nach Anwendungen zu gehen, die Ihnen Freude machen.

Gerade in Zeiten hoher Arbeitsbelastung empfiehlt es sich, den Weg von oder zur Arbeit gezielt zum Stressabbau und zur Regeneration zu nutzen. So bleiben Sie trotz Ihrer Mobilität leistungsfähig und haben das angenehme Gefühl, sich während des Unterwegsseins etwas Gutes zu tun. Als Orientierung, welche Aktivitäten besonders zielführend für Sie sind, möchte ich Ihnen einige Informationen rund um das Thema Stress geben.

Stress ade

Stress stellt sich dann ein, wenn Sie »zu etwas JA sagen, zu dem Sie eigentlich NEIN sagen möchten«. Wenn Sie also hin- und hergerissen sind zwischen Ihren persönlichen Bedürfnissen und äußeren Anforderungen, denen Sie – aus welchen guten Gründen auch immer – schließlich nachgeben und sich den notwendigen Gegebenheiten anpassen.

Stress wird von Menschen unterschiedlich wahrgenommen, und so vielfältig wie die Menschen sind auch die Stressauslöser. Wenn die Auswirkungen, die sich aus Stresssituationen ergeben, von Ihnen nicht gelöst und Fehlbelastungen zur

Regel werden, steht Ihr Körper dauerhaft »unter Strom«. Auf diesen Zustand reagiert er früher oder später mit körperlichen Symptomen, die sich zu Gesundheitsbeschwerden entwickeln können.

Ihr Körper verhält sich in Stresssituationen wie vor Millionen Jahren, als unsere Vorfahren noch Jäger und Sammler waren. Er bereitet sich auf Flucht oder Angriff vor. Der Organismus mobilisiert kurzfristig sämtliche Reserven. Stresshormone werden freigesetzt und stellen Energiereserven wie Zucker und Fett bereit, erhöhen den Blutdruck sowie die Pulsfrequenz und beschleunigen die Atmung. Die Muskulatur wird auf Leistung getrimmt. Andere Funktionen werden heruntergefahren, etwa die Immunabwehr, die Verdauung und Sexualfunktionen. Dies geht einher mit einer Drosselung der körpereigenen regenerativen Funktionen.

Am Arbeitsplatz können die ausgelösten körperlichen Reaktionen (beispielsweise Herzklopfen, kalter Schweiß, Muskelanspannung) meist nicht in adäquate körperliche Aktivitäten umgesetzt werden. Unter chronischem Dauerstress stößt der Organismus immer wieder neu Mobilisierungsprozesse an, bleibt aber durch den Bewegungsmangel körperlich blockiert. In einem solchen Fall ist es das Beste, wenn Sie Ihre Lebens- und Arbeitsbedingungen so umstellen, dass die Stressfaktoren eingedämmt werden. Ist das nicht möglich, brauchen Sie kontinuierliche und konsequente Stressbewältigungsstrategien.

Der physische Träger von Stress ist das Nervensystem, das aus zwei Strängen besteht, die ausgehend vom Gehirn alle Körperorgane anregen. Den Teil, der die Aktivitäten steuert, nennt man Sympathikus. Er setzt die Hormone Adrenalin und Noradrenalin frei, löst Kampf- und Fluchtreaktion aus und steuert die Beschleunigung des Herzschlags. Der für Entspannung zuständige Teil ist der Parasymphatikus, der den Neurotransmitter Acetylcholin freisetzt und den Herzschlag verlangsamt. Normalerweise sind beide Systeme – die Bremse und das Gaspedal – im Gleichgewicht, was ihnen eine schnelle Anpassung an äußere Umstände ermöglicht. In belastenden Situationen, mit denen Stress, Angstgefühle oder Zorn einhergehen, wird der Puls ungleichmäßig. Angenehme Gefühle und körperliches Wohlbefinden führen zu gleichmäßigen Pulsveränderungen, bei denen der Wechsel zwischen Beschleunigung und Verlangsamung gleichmäßig verläuft.

Wird das parasymphatische System nicht ausreichend trainiert, gerät der Körper durch die zunehmende Aktivität des Symphatikus in zu große Anspannung und aus der Balance. Die Wirkung lässt sich vergleichen mit einem Auto, das freie Fahrt hat und sich beliebig beschleunigen, aber nicht mehr abbremsen lässt. Andersherum führt das Gleichgewicht zwischen beiden Nervensträngen zu einer Energieeinsparung.

Die Fähigkeit, die körperlichen Systeme in Balance zu halten oder ihr Gleichgewicht wiederherzustellen, lässt sich trainieren. Ideal ist eine Kombination von körperlichen Bewegungs- und Entspannungsphasen, die regelmäßig praktiziert werden. Aus diesem Grunde ist es wichtig, den Arbeitsweg weitgehend so zu gestalten, dass er sowohl Bewegungs- als auch Entspannungselemente enthält.

Grundsätzlich lässt sich zwischen aktiver und passiver Entspannung unterscheiden. Bei der aktiven Erholung gehen Sie einer bestimmten Tätigkeit nach, etwa einem Sport oder auch Hobbys und Freizeitaktivitäten. Diese Beschäftigungen helfen, mental Abstand vom Alltag zu gewinnen. Zudem gilt: Wer sich nicht bewegt, hat schon verloren! Nur Bewegung kann die unter Stress im Körper ausgelösten Prozesse ausgleichen. Idealerweise sorgen Sie dafür, dass Sie sich täglich mindestens 30 bis 45 Minuten körperlich betätigen. Das muss keineswegs zum Hochleistungssport oder Triathlon-Training ausarten. Es reicht, wenn Sie so oft wie möglich zu Fuß gehen, Fahrrad fahren, Treppen steigen oder ein kurzes Gymnastikprogramm absolvieren.

Wer sich nicht BEWEGT, hat schon verloren!

Passive Entspannung bedeutet Schlaf und Regenerationsphasen, bei denen Sie sowohl körperlich und geistig zur Ruhe kommen: Sie tun im wahrsten Sinne des Wortes nichts und verschaffen damit Ihrem Körper, aber auch Ihrem Geist, die Möglichkeit, den Akku wieder aufzuladen. Ohne derartige Ruhepausen sind Ihre Energiereserven schnell verbraucht, und es dauert umso länger, sie wieder aufzubauen.

Dies gilt auch und gerade, wenn Sie viel Sport treiben. Denn nur in der Ruhe können Ihr Körper und Ihre Psyche regenerieren. Verzichten Sie hingegen auf angemessene Entspannung, hat das die gleichen ungünstigen Wirkungen wie dauerhafter Schlafentzug.

In einer Arbeits- und Lebenswelt, die ständige Leistungsbereitschaft abfordert und fortwährende Aktivität belohnt, kommt die passive Form der Entspannung oft viel zu kurz. Dies gilt besonders für diejenigen, die lange Arbeitswege haben oder beruflich viel unterwegs sind. In meinen Coachings lege ich daher ein besonderes Augenmerk darauf, dass meine Klienten sich in ihrem Alltag, auch während des Unterwegsseins, genügend Zeit und Raum hierfür nehmen. Konkrete Anregungen für den gezielten Stressabbau unterwegs finden Sie im Praxisteil dieses Buches.

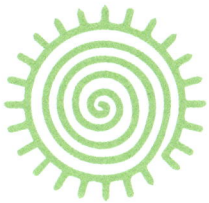

Alles eine Frage der Zeit

Unterwegs als Tagespendler

Jeden Tag machen sich in Deutschland rund 40 Millionen Menschen auf den Weg zur Arbeit. Während es vor einigen Jahrzehnten noch üblich war, in der Nähe zum Arbeitsplatz zu wohnen, hat sich dieses Bild zwischenzeitlich komplett gewandelt. Wenn Sie täglich einen Anfahrtsweg von mehr als 50 Kilometern oder über einer Stunde überbrücken müssen, befinden Sie sich in guter Gesellschaft: Rund fünf Prozent aller Beschäftigten, das entspricht circa zwei Millionen Menschen, tun es Ihnen gleich. Etwa zwanzig Prozent der arbeitenden Bevölkerung, also ungefähr acht Millionen Arbeitnehmer, haben einen Arbeitsweg je Strecke von mehr als 25 Kilometern bzw. 30 bis 60 Minuten.

Damit zählen längere Wege von und zur Arbeit inzwischen für viele Menschen zur Normalität. Unabhängig davon, wie lange und mit welchem Verkehrsmittel Sie unterwegs sind, die Wegezeit ist immer auch ein Stück Lebenszeit. Arbeitsrechtlich betrachtet ist sie ihr Privatvergnügen und zählt zur Freizeit. Aus meiner Erfahrung als Business Coach weiß ich, dass viele Menschen dies ganz anders empfinden: zum einen, weil sie im Unterwegssein nur einen eingeschränkten Gestaltungsspielraum für sich entdecken können, und zum anderen, weil viele Unternehmen bei der Standortwahl häufig die Belange der Mitarbeiter nachrangig behandeln.

Ein Beispiel: Der Arbeitgeber einer meiner Klientinnen hatte einige Abteilungen in ein neues Bürogebäude am Stadtrand verlegt. Der bislang zentral in der City gelegene Arbeitsplatz war verkehrsgünstig angebunden und ermöglichte es den Beschäftigten zudem, in der Mittagspause oder auf dem Heimweg unkompliziert private Besorgungen zu erledigen. Der neue Arbeitsplatz hingegen liegt am Stadtrand und ist zwar gut an die Autobahn angebunden, aber mit öffentlichen Verkehrsmitteln ungünstig zu erreichen. Einkaufsmöglichkeiten fehlen völlig. Für viele Mitarbeiter, die bisher überschaubare Fahrzeiten hatten und auf Bus und Bahn angewiesen waren, bedeutet diese Verlagerung eine deutliche Ausdehnung ihres Arbeitsweges. Das führte zu viel Unzufriedenheit bei den Beschäftigten, und einige, wie auch meine Klientin, erwogen die Kündigung, weil sie diese Veränderung als nachteilig für ihre Lebensqualität empfanden.

Bedenken Sie aber auch, dass Sie selbst immer eine Wahl haben. Wenn Sie Ihren täglichen Arbeitsweg als dauerhaft zu lang, zu umständlich und insgesamt als zu belastend erleben, ist es kaum sinnvoll, sich viele Gedanken darüber zu machen, wie sie die Zeit des Unterwegsseins günstig für sich gestalten können. In diesem Fall empfehle ich Ihnen, sich zunächst einmal die grundsätzliche Frage zu stellen:

Verändere ich meinen Wohnort –
oder verändere ich meinen Arbeitsplatz?

Je nachdem, wie Sie diese Frage beantworten, ergeben sich Konsequenzen für Sie: Entweder suchen Sie nach einem neuen Zuhause, oder Sie begeben sich auf Jobsuche.

Wenn Sie hingegen zu dem Ergebnis kommen, dass das Verhältnis zwischen Wohnort und Arbeitsplatz für Sie stimmt, können Sie getrost zum Praxisteil dieses Buches weiterblättern und sich Anregungen für einen erholsamen Arbeitsweg holen.

Unterwegs als Wochenpendler

Wenn Sie zu der Spezies der Wochenpendler gehören, haben Sie in der Regel längere Distanzen von mehreren Stunden zu bewältigen – nicht täglich, aber zweimal pro Woche auf dem Hinweg zum Arbeitsort und auf dem Heimweg. Auch diese Art der Mobilität bringt Ihre Herausforderungen und Belastungen mit sich, nur sind sie von anderer Art als die eines Tagespendlers.

Zunächst einmal stellt sich die Frage, welche Verkehrsmittel Sie nutzen. Sofern möglich empfiehlt es sich, die Bahn oder das Flugzeug zu wählen, da Ihnen diese den größten Gestaltungsspielraum während des Reisens bieten. Zur Orientierung werfen Sie einen Blick auf die Übersicht im vorangegangenen Kapitel.

Gerade längere Reisezeiten lassen sich vielseitig gestalten. Nutzen Sie die folgenden Reflexionsfragen und Anregungen, um Ihre Gewohnheiten zu überdenken und Neues auszuprobieren:

- ▶ Wie zufrieden sind Sie damit, wie Sie den Arbeitsweg für Ihre persönlichen Belange nutzen? Bitte schätzen Sie sich auf einer Skala von 0 = völlig unzufrieden und 10 = sehr zufrieden ein.
- ▶ Was müssten Sie ändern, damit Sie sich auf der Skala mehr in Richtung »sehr zufrieden« bewegen?
- ▶ Womit beschäftigen Sie sich hauptsächlich während der Reisezeit?
- ▶ Wie verteilt sich der Anteil von Arbeitsinhalten im Verhältnis zu den Aktivitäten, die Ihrem persönlichen Vergnügen dienen?

- ▶ Welche Möglichkeiten sehen Sie, sich während der Reisezeit körperlich zu bewegen?
- ▶ Bei welchen Aktivitäten entspannen Sie am besten?
- ▶ Wie könnte es Ihnen gelingen, gleichermaßen mehr Bewegungs- und Entspannungselemente zu integrieren?

Im Folgenden möchte ich Ihnen einige Anregungen zur Gestaltung Ihrer Reisezeiten geben:

- ▶ Planen Sie nicht nur Ihre Reisezeiten, sondern auch die Aktivitäten, denen Sie währenddessen nachgehen möchten!
- ▶ Wenn Sie mit dem Auto unterwegs sind, planen Sie etwa alle eineinhalb Stunden eine Erholungspause ein. Nutzen Sie diese gezielt für ein wenig körperliche Bewegung. Wenn Sie sehr müde sind, gönnen Sie sich zusätzlich einige Minuten Kurzschlaf, wie im Kapitel »Ein Kurzschlaf wirkt Wunder« beschrieben.

► Wenn Sie während der An- oder Abreise im Zug oder Flugzeug arbeiten möchten, nutzen Sie den Hinweg zur Arbeitsstätte, um sich auf die vor Ihnen liegende Woche einzustimmen: Lesen Sie Fachliteratur, bereiten Sie sich auf einen Kundentermin oder das erste Meeting vor usw.

► Legen Sie auf dem Heimweg den Schwerpunkt auf Erholung. Schalten Sie bewusst von der Arbeit ab und beschäftigen Sie sich mit Dingen, die Sie dabei unterstützen. So kommen Sie bereits entspannt zu Hause an und können Ihre Freizeit von Beginn an genießen.

Natürlich gibt es Rahmenbedingungen, auf die Sie keinen Einfluss haben. Mit Fällen »höherer Gewalt« wie Vollsperrung der Autobahn, Verspätungen oder ausgefallene Züge und Flüge, sei es wetterbedingt oder aufgrund von Streiks der Lokführer, Fluglotsen oder Piloten, lernt man als Vielfahrer mit der Zeit gelassen umzugehen. Es ist ratsam, sich für solche Ereignisse zusätzlich einen »Notfall-Entspannungsplan« bereitzulegen. So kommen Sie gar nicht erst in Versuchung, sich über Dinge zu ärgern, die Sie ohnehin nicht ändern können. Wie also könnte Ihr persönlicher Plan für solch einen Fall aussehen? Was tun Sie für gewöhnlich, wenn etwas Ungeplantes Ihren Reiseweg verzögert? Was könnten Sie künftig zusätzlich ausprobieren? Hier einige Anregungen:

- ▶ Stehen Sie auf und machen Sie einen Spaziergang durch die nächsten drei Zugwagen, oder drehen Sie eine Runde im Wartebereich des Flughafens. Schütteln Sie die zeitliche Verzögerung ab, dehnen Sie sich und bewegen Sie alles, was sich bewegen lässt.
- ▶ Gönnen Sie sich einen Besuch im Zugrestaurant und genießen Sie einen Kaffee oder essen Sie etwas.
- ▶ Wenn möglich, ziehen Sie sich am Bahnhof oder Flughafen während der Wartezeit in eine Lounge zurück. Dort können Sie in der Regel in Ruhe etwas trinken, eine Zeitung lesen oder freies WLAN nutzen.

- Welche Filme sind auf Ihrem Laptop gespeichert, die Sie schon lange einmal schauen wollten? Jetzt ist Zeit dafür!
- Legen Sie sich in Ihrem Musikprogramm eine neue Playlist an mit allen Titeln, die Ihnen gute Laune machen.
- Schauen Sie einmal um sich, wer mit Ihnen unterwegs ist. Erfahrungsgemäß bieten ungewöhnliche Ereignisse Anknüpfungspunkte für nette Gespräche mit Menschen, die sonst stumm und unbeachtet an Ihnen vorbeigelaufen wären.
- Wenn Sie im Stau stehen und eine Freisprechanlage im Auto haben, überlegen Sie sich, mit wem Sie schon länger einmal einen Plausch halten wollten. Ich nutze inzwischen längere Autofahrten gern für Dauertelefonate mit meinen Freundinnen.

> **Mit ein wenig KREATIVITÄT wird aus dem Hotelzimmer ein persönlicher Raum, der das WOHLGEFÜHL fördert.**

Unterwegs auf Geschäftsreise

Wer beruflich viel unterwegs ist, kennt den zweifelhaften Charme von Business-Hotels. Auch wenn der Standard nichts zu wünschen übrig lässt, so sind sie eines nicht: ein Zuhause. In einem Liedrefrain heißt es: »Wenn du in dir selbst nicht zu Hause bist, bist du nirgendwo zu Haus.« Das ist nicht nur für Geschäftsreisende ein wichtiger Hinweis.

Zugleich können Sie auch unterwegs in einem Hotel Ihr persönliches Umfeld gestalten und dadurch für mehr Wohlgefühl und Entspannung sorgen. Dabei sind Ihrer Kreativität keine Grenzen gesetzt. Wichtig ist allein, dass Sie überlegen, was für Sie nützlich ist und was Sie gern um sich haben. Für manche Menschen muss das Familienbild mit in den Koffer, das dann im Hotelzimmer aufgestellt wird. Für andere ist es ein besonderer Raumduft, den sie versprühen. Mir reicht es beispielsweise aus, den Koffer auszupacken und meine Sachen im Zimmer zu verstreuen. Dies gibt mir das Gefühl, mir meinen Platz erobert zu haben.

Die etwas kühle Atmosphäre in Business-Hotels und der Umstand, dass Sie beruflich unterwegs sind, tragen häufig dazu bei, dass Sie lange arbeiten und auch im Hotelzimmer nur schwer ein Ende finden. Aus diesem Grunde ist es ratsam, ganz bewusst Grenzen zu ziehen, statt bis tief in die Nacht weiterzuarbeiten – weil Sie nichts Besseres zu tun haben.

Ein Beispiel für eine gelungene Abgrenzung lieferte mir kürzlich eine befreundete Trainerin, die als Moderatorin eines Team-Workshops den ganzen Tag über voll in Anspruch genommen war. Nach dem gemeinsamen Tagesausklang mit den Teilnehmern kam sie am späteren Abend endlich dazu, einen Blick auf ihr Smartphone zu werfen.

Neben unzähligen Mails waren auf Ihrer Mailbox nicht weniger als 61 (!) Anrufe aufgelaufen. Mit Blick auf die Uhr rechnete sich meine Bekannte aus, dass sie allein das Abhören der Nachrichten wohl rund eine Stunde Zeit kosten würde. Aufgrund der späten Uhrzeit waren Rückrufe ausgeschlossen, zudem war davon auszugehen, dass sich Anrufer mit dringenden Anliegen zwischenzeitlich anders zu helfen wussten oder aber sich am kommenden Tag nochmals melden würden. Also mobilisierte meine Bekannte ihren ganzen zur Verfügung stehenden Mut und löschte alle Nachrichten von der Mailbox. Gespannt wartete sie in den nächsten Tagen auf Reklamationen und Nachfragen aufgrund ihrer ausgebliebenen Reaktion. Niemand beschwerte sich.

Diese Maßnahme mag nicht für jeden taugen und nicht in jeder Situation richtig sein. Nichtsdestotrotz zeigt das Beispiel auf, dass wir selbst entscheiden können, ob und wann wir den an uns gestellten Anforderungen gerecht werden. Damit Sie gar nicht erst in Versuchung kommen, doch noch kurz vor Mitternacht Anrufe des Tages abzuhören, empfiehlt es sich, einige Gedanken in Ihr Erholungsprogramm während der Geschäftsreise zu investieren und sich selbst eine tägliche Entspannungseinheit zu verschreiben. Hier sind einige Anregungen für Sie:

- ▶ Planen Sie Ihr Erholungsprogramm vor Antritt der Geschäftsreise ebenso wie die Buchung der Fahrkarten oder Flugtickets. Nur wenn Sie wissen, womit Sie sich unterwegs entspannen möchten, können Sie die notwendigen Dinge, etwa Ihre Sportkleidung und feste Schuhe, in Ihren Koffer packen.
- ▶ Morgens legen Sie die Grundlage für einen erfolgreichen Tag. Wenn Sie zu den Frühaufstehern zählen, überlegen Sie sich, mit welchen Aktivitäten Sie in den Tag starten mögen. Wenn Fitness oder Joggen nicht das Richtige für Sie ist, tut es vielleicht ein kurzes Bewegungsprogramm oder eine Meditation im Hotelzimmer.
- ▶ Legen Sie eine Entspannungseinheit ein, bevor Sie nach der Arbeit die Hotelbar oder

ein Restaurant aufsuchen. Nutzen Sie diesen Moment ganz bewusst dafür, den Arbeitstag abzuschließen und in den Feierband überzugehen. Gehen Sie in dieser Zeit nur Aktivitäten nach, die nichts mit Ihrem Beruf zu tun haben. Mir hilft es bei dieser Umstellung beispielsweise, meine Business-Kleidung gegen ein bequemes Freizeit-Outfit zu tauschen.

▶ Überlegen Sie sich für die nächste Geschäftsreise einmal, welche liebgewonnenen Gewohnheiten Sie – zunächst versuchsweise – gegen andere Aktivitäten austauschen mögen. Was möchten Sie zum Ausklang des Tages tun, statt sich beispielsweise vor dem Fernseher niederzulassen?

Wer gern Sport treibt, fühlt sich bei Geschäftsreisen oft auf das Joggen reduziert. Das ist aber nicht jedermanns Sache. Nun bieten inzwischen viele Business-Hotels auch Wellness- und Fitnessbereiche an, die mehr oder weniger gut ausgestattet sind. Wenn Sie bestimmte Sportarten betreiben, empfehle ich Ihnen, einmal nach digitalen Anwendungen oder Video-Anleitungen auf YouTube zu suchen. Es gibt inzwischen zahlreiche Apps oder Video-Kanäle mit guten Sport- und Entspannungsprogrammen, die Sie problemlos im Hotelzimmer ausführen können, wenn Sie nicht den Fitnessraum des Hotels nutzen mögen oder schlichtweg keiner vorhanden ist.

Natürlich ist Bewegung an der frischen Luft eine gute Alternative. Wer kein passionierter Jogger oder Walker ist, hat standardmäßig festes Schuhwerk im Koffer und macht einen längeren Spaziergang.

Denken Sie nach, lassen Sie Ihre Phantasie spielen – Ihnen fallen bestimmt noch viele weitere Alternativen ein!

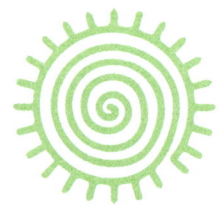

Wenn der Arbeitsplatz mobil ist

Für manche Berufsgruppen ist das Reisen Teil der Arbeit, und für sie haben die Sozialpartner besondere Regelungen getroffen. So wird beispielsweise bei Lokführern die Länge und Lage der Pause von vornherein im Schichtplan berücksichtigt. Busfahrer müssen auf Langstrecken in bestimmten Zeitabständen die Fahrt unterbrechen, und für das Flugpersonal gelten ebenfalls besondere Bestimmungen.

Wenn Sie zu dieser Berufsgruppe gehören, sind Ihre Pausen bereits zu einem gewissen Maß festgelegt. Allerdings ist es Ihr gutes Recht, selbst darüber zu entscheiden, wie Sie Ihre Pausen verbringen möchten. Je nachdem, welches Verkehrsmittel Sie nutzen, und abhängig von den örtlichen Gegebenheiten während der Pause, können Sie Ihre arbeitsfreien Zeiten frei gestalten. Denken Sie dabei einmal über Essen & Trinken, Raucherpause oder Toilettengang hinaus, und überlegen Sie, mit welchen Aktivitäten Sie sich Erholung verschaffen können. Hier habe ich einige allgemeine Anregungen für Sie:

- ▶ Planen Sie Ihre Pausenaktivitäten frühzeitig! Je mehr Gedanken Sie sich vorab machen, desto wahrscheinlicher ist es, dass Sie Ihre Vorhaben auch umsetzen.

- ▶ Wenn Sie im Schichtbetrieb arbeiten oder wenn Sie berufsbedingt lange Strecken überwinden und sich zwischen verschiedenen Zeit- und Klimazonen bewegen, ist es besonders wichtig, dass Sie einige Gedanken darauf verwenden, wie Sie die Zeit zwischen zwei Einsätzen zur Regeneration und Erholung nutzen. In diesen Fällen muss Ihr Körper zusätzliche Anpassungsleistungen vollbringen, die Kraft kosten und ausreichend Zeit zum Entspannen benötigen.

▸ Überlegen Sie sich, welche Gegenstände Sie in Ihren Pausenzeiten nutzen wollen. Da Sie beruflich ständig unterwegs sind, sind Sie besonders darauf angewiesen, auf Dinge zurückzugreifen, die leicht transportabel sind und nicht zu viel Platz wegnehmen. Aufgrund der wachsenden Mobilität und digitaler Endgeräte gibt es inzwischen viele praktische Lösungen, die Ihnen entgegenkommen dürften.

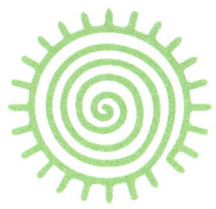

Zwischen Abfahren & Ankommen: den eigenen Rhythmus finden

Und dann muss man ja auch noch Zeit haben,
einfach dazusitzen und vor sich hin zu schauen.
ASTRID LINDGREN

Viele Menschen beklagen das Gefühl von ständiger Beschleunigung in ihrem Alltag. Meistens werden in diesem Zusammenhang Gründe wie die zunehmende Arbeitsdichte und die ständige Erreichbarkeit über die digitalen Endgeräte genannt. Letztere nutzen wir natürlich nicht nur beruflich, sondern auch in unserer Freizeit, um jederzeit mit der Familie und Freunden kommunizieren zu können, soziale Netzwerke zu pflegen, Filme anzuschauen oder um zu spielen. So verwischen die Grenzen zwischen beruflicher Aktivität und Freizeitgestaltung immer mehr, und es bleibt der Eindruck ununterbrochener Beschäftigung.

Dabei haben Sie es selbst in der Hand, die Übergänge zwischen Arbeits- und Privatleben bewusst zu gestalten. Immer dann, wenn Sie innehalten und sich Zeit dafür nehmen, einen Moment nichts zu tun, die Augen zu schließen oder einfach nur vor sich hin zu schauen (so wie Astrid Lindgren es empfohlen hat), unterbrechen Sie den Fluss ständiger Aktivität und beugen dem Gefühl vor, per-

> **Immer mal wieder einen Moment nichts zu tun beugt dem Gefühl vor, permanent wie in einem HAMSTERRAD zu rennen.**

manent wie in einem Hamsterrad zu rennen. Eine Pause gibt Ihrem Leben Rhythmus, lässt Sie wahrnehmen, dass Sie beispielsweise nun nicht mehr am Arbeitsplatz sind, sondern sich bereits auf dem Heimweg befinden. Die kurze Unterbrechung ermöglicht es Ihnen, sich auf die veränderte Situation einzustellen. Sie verschaffen sich selbst Gelegenheit, Ihr Wohlbefinden zu überprüfen und davon abhängig Ihre weiteren Aktivitäten während des Reisens zu planen. Das schließt keineswegs eine erneute Arbeitseinheit am Laptop aus. Vielleicht merken Sie jedoch, dass Sie das Büro doch sehr angespannt verlassen haben und zunächst einen Moment Ruhe benötigen, um den Kopf wieder frei zu bekommen.

Es ist ganz ähnlich wie in der Musik: Der durchgehende Klangstrom, der durch das Anschlagen eines Gongs entsteht, ist zwar für uns hörbar, wird damit allein aber noch nicht zu Musik. Eine Melodie ergibt sich erst, wenn der Klangstrom unterbrochen wird und ein neuer Ton dazukommt. Diese Unterbrechungen – und das bedeutet Pausen – erzeugen den Rhythmus der Melodie. Viele kurze aufeinanderfolgende Töne ergeben ein anderes Musikstück als längere Töne. So wie die Pausen maßgeblich sind für den Rhythmus der Musik, so sind Unterbrechungen in einem durchgängig von Aktivitäten geprägten Alltag nötig, damit sich ein Gefühl von Lebensrhythmus und Entschleunigung einstellen kann.

Komponieren Sie Ihre eigene Lebensmelodie! Sie entscheiden selbst, wie viel Raum Sie sich während der Fahrzeiten für Pausen zwischen verschiedenartigen Aktivitäten, zwischen Arbeit und Freizeit nehmen.

Ob Sie nun am Laptop arbeiten, Fachliteratur lesen oder ein Computerspiel spielen, gönnen Sie sich zwischendurch einen Moment des Innehaltens und nehmen Sie wahr, wo Sie sind und wie Sie sich gerade fühlen! Entscheiden Sie erst dann, was Sie als Nächstes tun mögen. Alles, was Sie dafür brauchen, ist die innere Bereitschaft, es einmal auf diese Art anzugehen, und Ihre ausdrückliche Erlaubnis sich selbst gegenüber, dass Sie sich Zeit für eine kleine Pause nehmen. In Ihrer Freizeit sind SIE der Herrscher Ihrer Zeit – und dessen, was Sie in dieser Zeit machen! Das gilt auch für den Weg zur oder von der Arbeit.

Atem – der Lebensrhythmus

»Die Unmöglichkeit, den Atem ruhig zu führen, geht einher mit dem Geist, der in Probleme verwickelt ist.«
YOGA-SUTRA

Ein gutes Beispiel für einen natürlichen Rhythmus ist die Atmung. Atem ist Leben. Er begleitet uns vom ersten bis zum letzten Tag. Der kontinuierliche Fluss des Ein- und Ausatmens ist etwas sehr Vertrautes. Zugleich läuft die Atmung automatisch ab und so selbstverständlich, dass wir sie erst dann bewusst wahrnehmen, wenn wir uns darauf konzentrieren.

Die Atmung ist ein autonomes Geschehen und stets individuell. Sie wird vom Atemzentrum im Gehirn gesteuert und sorgt für eine angemessene Sauerstoffversorgung im gesamten Organismus, vor allem dann, wenn man das volle Lungenvolumen nutzen kann. Die Atemfunktion ist an jeder Bewegung des Körpers beteiligt und passt sich normalerweise dem Sauerstoffbedarf des Organismus selbständig und unwillkürlich an. Im Atem fließen körperliche und geistige Kräfte zu einer Einheit zusammen und zeigen ihre wechselseitigen Einflüsse. Schlechte Haltung, verspannte Muskulatur, Aufgeregtheit oder Niedergeschlagenheit sowie Bewegungsmangel verhindern eine umfassende Atmung.

Die Atmung ist die einzige Körperfunktion, die sowohl unbewusst geschieht als auch bewusst beeinflusst werden kann. Sie kann den ganzen Brustkorb bis in die Lungenspitzen hinein ausfüllen oder aber flach sein und nur einen Bruchteil des Lungenvolumens beanspruchen. In der Regel sieht man die Atmung kaum, doch man spürt viel.

Mit einer bewusst ausgeführten Atmung lassen sich seelische und muskuläre Anspannungen lösen sowie körperliche Aktivitäten unterstützen. Unter anderem wirkt die Atmung wie ein »zweites Herz« auf den Blutkreislauf. Durch die Atmung kann sich sowohl die innere, mentale Haltung als auch die äußere, körperliche Haltung neu gestalten. Die Entfaltung des Atems und die Kenntnisse der Zusammenhänge von Körper, Seele und Geist sind eine gute Voraussetzung dafür, um sich im Alltag wohl zu fühlen.

Die Arbeits- und Lebensweise wirkt sich direkt auf die Atmungsvorgänge aus. Beispielsweise halten wir uns immer weniger im Freien auf. Damit geht ein Bewegungsmangel einher, der zu einem Zusammensinken des Oberkörpers führt, was die Vitalkapazität der Lunge vermindert. Genauso unmittelbar ist der Zusammenhang zwischen der Atmung und unserer Stimmung: Ein gelassener Zustand ergibt einen ruhigen Atem, umgekehrt schafft ein ruhiger, langer, tiefer Atem ein entspanntes Wohlbefinden.

Ein langsamer, entspannter Atem wirkt positiv auf die Funktion der Zirbeldrüse und Hirnanhangdrüse, die das Hormonsystem steuern.

Bei psychischen Dauerbelastungen schütten die oben genannten Drüsen bestimmte Hormone aus, die u. a. dafür sorgen, dass der Atem flacher und schneller wird und sich die an der Atmung beteiligten Muskeln verspannen, wodurch die Atmung und damit die Leistungsfähigkeit nachhaltig beeinträchtigt werden.

Bei den fernöstlichen Entspannungsmethoden kommt der Atemführung eine besondere Bedeutung zu. So gilt beispielsweise im Yoga die Atmung als das Bindeglied zwischen Körper, Geist und Seele. Spezielle Atemübungen ermöglichen es, sich wahlweise entweder in einen entspannten Zustand zu versetzen oder aber das Energielevel anzuheben und wieder wach und präsent zu sein. Für eine gute Atemqualität ist es wichtig, alle Atemräume

Die ENTFALTUNG DES ATEMS ist eine gute Voraussetzung dafür, um sich im Alltag wohl zu fühlen.

einzubeziehen und die Vollatmung zu trainieren, etwa durch gezielte Bewegungsübungen und Atemtechniken. Besonders hilfreich sind alle Dehnübungen, die muskuläre Verspannungen lösen und den Brustraum öffnen. Ein Training, das bewusste Atemführung mit bestimmten Bewegungsabläufen verbindet, verbessert das Zusammenspiel von Atmung und Bewegung auch im Alltag.

Beim reinen Atemtraining geht es vor allem um die Bewusstmachung des Atemvorgangs. Es zielt durch eine verbesserte Atemtechnik auf eine verbesserte Sauerstoffversorgung ab.

Ihren Atem haben Sie stets dabei, und Sie können jederzeit auf ihn zurückgreifen. Für all diejenigen, die viel unterwegs sind, ist bewusste Atemführung daher ein ideales Mittel, Einfluss auf das Wohlbefinden zu nehmen. Der Praxisteil enthält mehrere einfache Atemtechniken, die Sie dafür einsetzen können, um sich zu entspannen und neue Energie zu tanken, aber auch, um sich zu sammeln und innerlich neu auszurichten.

Hinweise zum Üben

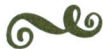

Wir haben uns mit den verschiedenen Arten des Unterwegsseins und der Wirkung von Pausen auf das Zeitempfinden und die Gesundheit beschäftigt. Im folgenden Praxisteil stelle ich Ihnen eine Auswahl von Übungen vor, mit deren Hilfe Sie sich entspannen und neue Energie aufbauen können.

Wählen Sie die Übungen je nach Ihren persönlichen Neigungen und Bedürfnissen aus. Wenn Sie nachfolgende Hinweise befolgen, werden Sie schnell Erfolgserlebnisse erzielen.

▶ **Praktizieren Sie die Politik der kleinen Schritte:**
   Nehmen Sie sich – vor allem zu Beginn Ihres
   Pausenprogramms – nicht zu viel vor. Planen
   Sie kurze Übungszeiten ein, und beginnen
   Sie mit einer Aktivität, die Ihnen vertraut ist

und die Ihnen Spaß macht, umso leichter wird sie Ihnen fallen.

▶ **Machen Sie etwas, das Ihnen nutzt!** Wählen Sie die Übung nach Ihrem persönlichen Bedarf aus. Es wird Zeiten geben, in denen Sie Ruhe suchen, oder andere, in denen Sie sich bewegen mögen. Überprüfen Sie die Wirkung der Übung, indem Sie anschließend einen Moment wahrnehmen, welche Veränderung sich körperlich und / oder mental bei Ihnen einstellt. Genießen Sie diese Veränderungen und machen Sie sich bewusst, dass Sie selbst Einfluss auf Ihr Wohlbefinden nehmen!

▶ **Bleiben Sie am Ball!** Wählen Sie zunächst eine Übung aus und wiederholen Sie sie regelmäßig, zum Beispiel immer dann, wenn Sie wieder unterwegs sind. Je häufiger Sie eine Übung trainieren, desto leichter wird sie Ihnen fallen und desto sensibler werden Sie die Wirkung wahrnehmen.

▶ **Lernen Sie dazu!** Wechseln Sie zu einer neuen, bislang unbekannten Übung, sobald Sie die bisherige verinnerlicht haben. So erweitern Sie allmählich Ihre Möglichkeiten für eine aktive Pause und können je nach Bedarf in die Schatzkiste der Entspannungsmöglichkeiten greifen.

Aus meiner Erfahrung weiß ich, dass viele Menschen Hemmungen haben, sich vor den Augen anderer zu bewegen. Aus diesem Grund habe ich vorzugsweise Übungen ausgewählt, die sich für andere weitgehend unbemerkt ausführen lassen oder aber üblichen Bewegungsmustern entsprechen und nicht weiter auffallen.

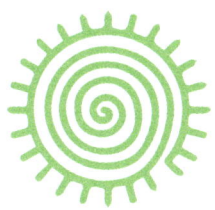

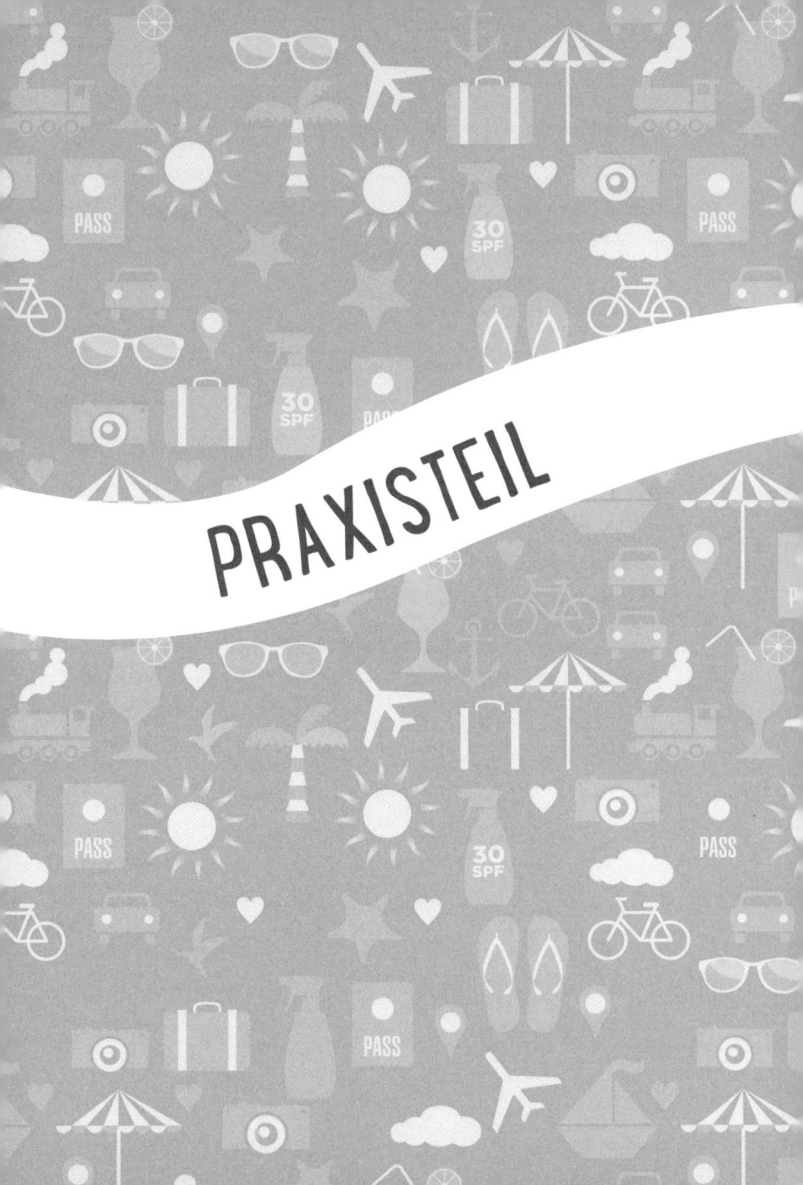

PRAXISTEIL

Unterwegs im Auto

Sing! Musikalische Stimmungsmacher

Musik ist ein integraler Bestandteil unseres Lebens und nicht daraus wegzudenken. Sie ist allerorts zu hören, sie schallt uns aus den Headsets des Smartphones ebenso entgegen wie aus den Lautsprechern im Kaufhaus oder aus dem Radio. Musik geht direkt ins Ohr: Wir können uns kaum ihrer Wirkung entziehen, auch dann nicht, wenn uns ihr Klang missfällt.

Außerdem kann Musik je nach Rhythmus, Stil und Gesang mitreißend oder beruhigend wirken. Daher ist es besonders wichtig, dass Sie die Musik gezielt auswählen – abhängig davon, ob Sie sich eher entspannen möchten oder etwas mehr Energie benötigen. Sie wissen selbst am besten, welches »Ihre« Musik ist und wann Sie welchen Titel hören mögen.

Beim Singen – insbesondere im Auto, wenn niemand zuhört – kommt es überhaupt nicht darauf an, dass Sie »schön« singen. Insofern ist Singen auch dann etwas für Sie, wenn Sie sich zu jenen Menschen zählen, die der Meinung sind, nicht singen zu können. Selbst wenn Sie Ihre eigene Stimme für schräg halten, nehmen Sie sich die Freiheit zu singen und lassen Sie Ihre Hemmungen fallen. Machen Sie sich bewusst: Sie befinden sich nicht im Konzertsaal auf der Bühne, sondern sitzen ganz für sich allein am Steuer Ihres eigenen Fahrzeugs! Auch wenn Sie von jemandem in einem vorbeifahrenden Auto beobachtet werden sollten – hören kann er Sie noch lange nicht!

Für diese Übung benötigen Sie einen MP3-Player oder ein Smartphone, auf dem Sie Ihre Musik gespeichert haben.

Nutzen

Singen macht gute Laune und hebt die Stimmung! Außerdem vertieft es die Atmung und verbessert die Sauerstoffversorgung. Dadurch werden Sie wieder frisch und munter.

Die vertiefte, volle Atmung hat zudem eine entspannende Wirkung auf die Brust – und Rückenmuskulatur. Probieren Sie es aus!

Zeiteinsatz

Singen Sie so lange, wie es Ihnen Freude macht und bis Sie sich entspannt haben!

Empfehlung

Wie eingangs erwähnt, wirkt Singen in vieler Hinsicht positiv auf Körper und Geist. Wählen Sie diese Art der Entspannung immer dann,

- ▸ wenn Sie sich geärgert haben und schlechter Stimmung sind.
- ▸ wenn Sie negative Gedanken plagen.
- ▸ wenn Ihre Atmung schwergängig ist.
- ▸ wenn Ihre Schulter- und Nackenmuskulatur verspannt ist.

▸ wenn Sie das Bedürfnis nach Entspannung verspüren.

Anleitung

1 Körperhaltung

Am besten singt es sich in einer aufrechten Position, denn nur dann kann sich der Brustkorb weiten und können sich die Flanken dehnen, wodurch die Lungen mehr Platz bekommen. Wenn Sie eben noch gemütlich im Fahrersitz gesessen haben, legen Sie nun beide Hände in bequemer Haltung, aber mit festem Griff ans Lenkrad. Ziehen Sie sich in eine aufrechte Haltung und schieben Sie das Gesäß so weit nach hinten, bis es die Rückenlehne berührt.
Sie können den Rücken anlehnen, achten Sie jedoch darauf, die Schulter abzusenken und zu entspannen.

2 Bewusstes Atmen

Bevor Sie die Stimme erheben, empfiehlt es sich, das Brustbein leicht anzuheben und einige Male tief ein- und auszuatmen. Dadurch aktivieren Sie die Muskeln, die an der Atmung beteiligt sind, und öffnen die Lungen, um ihr komplettes Volumen ausschöpfen zu können. Während des Singens reguliert sich die Atmung von allein: Beim Ausatmen werden die Töne erzeugt. Sobald Sie also einen Ton länger halten, verlängert sich auch der Atemfluss. Außerdem atmen Sie in den Singpausen automatisch wieder tief ein und bereiten sich damit auf die nächste Gesangseinlage vor.

3 Geistiger Fokus

Selbstverständlich bleibt Ihre Aufmerksamkeit auch während des Singens auf den Verkehr gerichtet! Aus diesem Grunde sollten Sie nur Musiktitel auswählen, deren Melodie und Text Sie kennen, und sei es nur der Refrain. Wie bereits erwähnt, kommt es besonders in kritischen Situationen darauf an, sich vollkommen auf das Fahren zu konzentrieren. In solchen Momenten unterbrechen Sie die Musik sofort und schalten das Radio gegebenenfalls auf Verkehrsfunk um oder auch ganz aus.

4 Abschließen und nachspüren

Singen Sie so lange, bis Sie sich entspannt haben und guter Stimmung sind. Wenn Sie – oder das Musikstück – schließlich zum Ende kommen, atmen Sie einige Male tief ein und aus. Um die vollständige Wirkung des Singens wahrzunehmen, gönnen Sie sich einen Moment des bewussten Übergangs. Bleiben Sie noch einige Atemzüge lang so sitzen und lassen Sie die Musik im Ohr nachklingen, bevor Sie zum nächsten Musiktitel übergehen oder auf das Radioprogramm umschalten. Nehmen Sie die Veränderungen wahr, die sich körperlich oder mental einstellen, und genießen Sie dieses Wohlgefühl!

TIPP

Legen Sie vor Fahrtantritt auf Ihrem MP3-Player oder Smartphone eine Playliste mit Ihrer Lieblingsmusik an, am besten mit rhythmischen und schwungvollen Titeln, zu denen Sie besonders gern mitsingen mögen und deren Text Sie bereits kennen. Dann haben Sie Ihre Musik sofort parat, wenn Sie unterwegs sind und sich während des Fahrens entspannen wollen.

Atem für einen klaren Geist

Ihre Weise zu atmen hat eine direkte Wirkung auf Ihr Wohlbefinden. Entspannungsmethoden wie der Yoga kennen spezielle Atemtechniken, mit denen Sie gezielt Einfluss auf Ihren körperlichen und mentalen Zustand nehmen können. Wenn Sie beispielsweise bewusst langsam ein- und ausatmen und dabei Ihr volles Lungenvolumen ausschöpfen, kann sich Ihr Organismus bereits nach einigen Atemzügen entspannen und beruhigen.

Auf längeren Fahrten gilt es, Müdigkeit vorzubeugen und die Konzentration wach zu halten. Wer viel sitzt, lässt häufig mit der Zeit den Oberkörper einsinken. Dadurch haben die Lungen weniger Platz im Brustkorb. Die Atmung verflacht, und der Organismus wird mit weniger Sauerstoff versorgt. Infolgedessen lässt das Konzentrationsvermögen nach, und Müdigkeit stellt sich ein.

Um dem entgegenzuwirken, können Sie Ihren Sitz so einstellen, dass Sie hinter dem Steuer möglichst aufrecht sitzen. Hilfreich ist auch, bequeme Kleidung zu tragen, die Sie nicht einengt, denn so unterstützen Sie Ihren Körper dabei, während der

Fahrt die gesamte Lungenkapazität auszuschöpfen. Zusätzlich können Sie mit speziellen Atemtechniken Ihr Lungenvolumen bewusst trainieren.

Nutzen

Die nachfolgende Atemübung wirkt anregend auf Ihren Geist. Mit der Mundatmung nehmen Sie mehr Sauerstoff auf, das betonte Einatmen aktiviert zudem den sympathischen Teil des autonomen Nervensystems. Dies führt zu einem beschleunigten Herzschlag und erhöhtem Blutdruck, Ihre Aufmerksamkeit steigt und Sie bleiben wach.

Zeiteinsatz

Praktizieren Sie diese Atemtechnik so lange, bis Sie sich wieder frisch fühlen! Erfahrungsgemäß werden Sie bereits nach 2–3 Minuten eine Wirkung spüren. Sie können die Übung auch mit längeren Abständen dazwischen mehrmals wiederholen.

Empfehlung

Diese Atemtechnik wird immer dann empfohlen,

- ► wenn Sie mental abschalten und auf andere Gedanken kommen möchten.

- ► wenn Sie vorzeitiger Erschöpfung vorbeugen möchten.

Hinweis: Sollten Sie unter erhöhtem Blutdruck leiden, achten Sie darauf, dass Sie diese Atemtechnik eher selten einsetzen. Stattdessen empfiehlt sich für Sie eine Fahrpause mit einem Entspannungsprogramm, zum Beispiel mit der Übung »Ein Kurzschlaf wirkt Wunder« weiter unten.

Anleitung

1 Körperhaltung

Überprüfen Sie Ihre Sitzhaltung hinter dem Steuer. Wenn Sie bereits gemütlich in sich zusammengesunken sind, richten Sie sich wieder auf und halten Sie den Rücken möglichst gerade.

2 Bewusstes Atmen

Nehmen Sie einen vollen, tiefen Atemzug, atmen Sie dabei durch den leicht geöffneten Mund ein. Lassen Sie sich beim Einatmen Zeit und achten Sie darauf, die Lungen vollständig zu füllen. Atmen Sie anschließend langsam und kontrolliert durch die Nase aus, bis Sie das Gefühl haben, keine Luft mehr in den Lungen zu haben. Dadurch wird ganz von allein der Reflex für den nächsten tiefen Atemzug ausgelöst.

Wiederholen Sie diesen Atemrhythmus fortlaufend für einige Zeit – atmen Sie dabei stets vollständig durch den Mund ein und durch die Nase aus.

3 Geistiger Fokus

Natürlich konzentrieren Sie sich vorrangig auf den Verkehrsfluss. Schenken Sie Ihrer Atmung nur so viel Aufmerksamkeit, wie nötig ist, um zwischen Mund- und Nasenatmung zu wechseln.

4 Abschließen und nachspüren

Wenn sie die Übung beenden möchten, atmen Sie einige Male schnell durch die Nase ein und aus.

Um die vollständige Wirkung der Übung wahrzunehmen, gönnen Sie sich einige entspannte Atemzüge lang einen bewussten Übergang. Nehmen Sie die Veränderungen wahr, die sich körperlich oder mental einstellen, und genießen Sie das Wohlgefühl!

TIPP

Nutzen Sie diese Übung ausschließlich präventiv, um Erschöpfung vorzubeugen!
Grundsätzlich sollten Sie bei längeren Strecken mindestens alle eineinhalb bis zwei Stunden eine Fahrpause einlegen und sich etwas bewegen, dehnen und strecken. Dadurch wirken Sie der Schwerkraft des Sitzens entgegen. Die folgenden drei Übungen helfen Ihnen dabei, in überschaubarer Zeit Ihre Energiereserven wieder aufzuladen.

Ein Kurzschlaf wirkt Wunder

Das, was früher ein erholsames Mittagsschläfchen war, ist neuerdings unter dem Begriff »Powernapping« in aller Munde. Darunter versteht man eine tiefe Entspannung von maximal 30 Minuten, in der der Körper in eine Ruheposition gebracht wird und der Geist abschalten kann. Üblicherweise dauert es einen Moment, bis die körperliche Entspannung einsetzt und der Gedankenstrom abebbt. In der Regel gelangen Sie nach einigen Minuten jedoch in einen erholsamen Zustand und schlafen dann vielleicht sogar ein.

Nutzen

Eine ganze Reihe Studien belegt die positiven Wirkungen eines derartigen Kurzschlafes. So können Sie beispielsweise Stresssituationen gelassener begegnen und machen weniger Fehler bei der Arbeit, wenn Sie regelmäßig solche Erholungspausen einlegen. Übertragen auf längere Autofahrten bedeutet dies, dass eine Fahrpause, in der Sie sich einen Kurzschlaf gönnen, Ihren Körper und Ihren Geist erfrischt. Sie werden sehr schnell die wohltuende

Wirkung spüren. Nach einigen Minuten, in denen Sie tatsächlich einen Moment komplett abschalten und zur Ruhe kommen, werden Sie hinterher wach und bereit zu neuen Taten sein – probieren Sie es aus!

Zeiteinsatz

Idealerweise entspannen Sie zwischen 10 und 30 Minuten. Keinesfalls sollte Ihr Kurzschlaf mehr als eine Stunde betragen, da dann der Blutdruck absinkt und Sie in einen Tiefschlaf fallen können, nach dem Sie umso länger brauchen, um wieder richtig wach zu werden.

Empfehlung

Gönnen sie sich einen Kurzschlaf,

- ▶ um Erschöpfungszuständen entgegenzuwirken.
- ▶ um Ihr Konzentrationsvermögen zu steigern.
- ▶ um Ihre Laune zu verbessern: Das Schläfchen zwischendurch steigert die Konzentration von Serotonin im Blut, einem Hormon, das die Stimmung hebt.

▶ um unkontrolliertes Naschen während des Fahrens zu vermeiden: Die kurze Entspannung reduziert Ihren Appetit auf fette und süße Lebensmittel!

Anleitung

1 Körperhaltung

Für den Kurzschlaf benötigen Sie weder Bett noch Sofa, der Autositz ist dafür bestens geeignet. Sorgen Sie für eine bequeme Sitzposition und stellen Sie die Lehne des Autositzes so weit wie möglich nach hinten in eine angenehme Ruheposition. Gegebenenfalls wechseln Sie auf den Beifahrersitz, um mehr Beinfreiheit zu haben. Alternativ können Sie die Rückenlehne gerade lassen und stattdessen die Arme verschränkt auf dem Steuer ablegen. Lassen Sie Ihren Kopf auf den Unterarmen ruhen. Probieren Sie aus, welche Position Ihnen angenehmer ist. Wichtig ist, dass Sie Ihren Körper wirklich gut entspannen können.

2 Bewusstes Atmen

Lassen Sie Ihren Atem ganz bewusst ein- und aus-
treten, ohne ihn jedoch zu steuern oder zu kontrollieren. Stattdessen beobachten Sie, wie sich die
Atmung fortwährend ganz von allein einstellt.

3 Geistiger Fokus

Verfolgen Sie zu Beginn aufmerksam den Atemfluss. Sobald Sie merken, dass sich Ihr Körper zu
entspannen beginnt, wenden Sie Ihre Aufmerksamkeit auf den Strom Ihrer Gedanken. Lassen Sie
die Gedanken ziehen, ohne sie festzuhalten oder
weiter darüber nachzudenken.

Wenn es Ihnen schwerfällt abzuschalten, stellen
Sie sich vor, dass Sie am Ufer eines Flusses sitzen
und auf das vorbeifließende Wasser schauen. So,
wie das Wasser an Ihnen vorbeiströmt, so lassen
Sie die Gedanken an sich vorbeiziehen. Bleiben Sie
so lange bei dieser Vorstellung, bis Sie merken,
dass Sie sich auch mental entspannen.

4 Abschließen und nachspüren

Um aus dem Kurzschlaf zurückzukehren, nehmen Sie zunächst einige tiefe Atemzüge. Halten Sie die Augen noch einen Moment geschlossen. Bewegen Sie zunächst Ihre Finger und Hände. Anschließend heben und senken Sie die Schultern, wenden Sie den Kopf langsam von links nach rechts und zurück in die Mitte. Heben Sie die Hände vor das Gesicht und massieren Sie Ihre Stirn sowie Wangen und Kinn. Öffnen Sie erst jetzt die Augen. Zum Abschluss öffnen Sie die Tür, stehen Sie auf und treten Sie neben das Auto. Um wieder vollständig wach zu werden, praktizieren Sie am besten anschließend die nachfolgenden Bewegungsübungen.

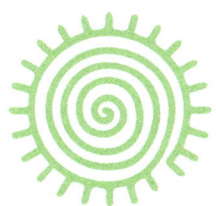

TIPP

Nutzen Sie die Weckfunktion in Ihrem Mobiltelefon, um den Zeitrahmen von maximal 30 Minuten einzuhalten. Wenn Sie die Umweltgeräusche ausblenden möchten, empfiehlt es sich, eine spezielle Entspannungsmusik zu hören. Am besten eignet sich Instrumentalmusik mit einem langsamen Rhythmus, zum Beispiel im Takt eines langsamen Walzers. Oder Sie nutzen Ohropax als Lärmschutz.

Streck dich – Dehnübung für den Rücken

Wer lange im Auto sitzt, sinkt körperlich automatisch mit der Zeit etwas in sich zusammen. Ihrem Rücken tut es gut, wenn Sie in der Fahrpause einige Dehn- und Streckbewegungen machen.

Nutzen

Mit der Dehnübung für den Rücken beugen Sie nicht nur Verspannungen und Rückenschmerzen vor, sondern schaffen auch wieder mehr Platz im Brustkorb, so dass sich die Atmung vertiefen kann. Ihr Organismus wird dadurch besser mit Sauerstoff versorgt, was Sie wacher und reaktionsschneller macht.

Zeiteinsatz

Wiederholen Sie die Übung 8- bis 16-mal zu jeder Seite, je nach Übungsrhythmus entspricht das einer Zeitdauer von 1–2 Minuten. Wenn Ihnen die Übung guttut, können Sie auch mehr Wiederholungen praktizieren. Üben sie so lange, wie es Ihnen angenehm ist.

Empfehlung

Praktizieren Sie diese Übung,

- ▸ wenn Sie zuvor geschlafen haben und wieder wach werden möchten.
- ▸ wenn Sie lange Fahrten hinter sich haben bzw. während der Fahrpause auf dem Rastplatz.
- ▸ wenn Ihre Schulter- und Nackenmuskulatur verspannt ist.
- ▸ wann immer Sie das Bedürfnis verspüren, sich zu bewegen.
- ▸ wenn Ihre Atmung schwergängig ist.

Anleitung

1 Körperhaltung

Stellen Sie sich in eine aufrechte Position, die Füße etwa schulterbreit auseinander. Heben Sie die Arme zu den Seiten an und halten Sie sie parallel zum Boden ausgestreckt. Die Handflächen schauen nach unten.

2 Bewegung

Atmen Sie ein und beugen Sie den Oberkörper seitwärts nach links. Ihre linke Hand bewegt sich in Richtung linkes Knie, der rechte Arm streckt sich senkrecht in die Luft. Mit dem Ausatmen richten Sie sich langsam auf und beugen den Oberkörper nach rechts. Nun zieht die rechte Hand zum rechten Knie, der linke Arm geht senkrecht in die Luft. Mit dem nächsten Einatmen richten Sie sich wieder auf und beugen sich nach links – wiederholen Sie die Übung. Spüren Sie währenddessen die seitliche Dehnung der Rippenbögen und genießen Sie die wohltuende Wirkung.

3 Bewusstes Atmen

Lassen Sie Ihren Atem mit der Bewegung mitflie-
ßen: Beugen Sie sich mit dem Einatmen stets nach
links, mit dem Ausatmen nach rechts.

4 Geistiger Fokus

Finden Sie Ihren eigenen Übungsrhythmus, indem
Sie sich ganz auf das Zusammenspiel von Bewegung und Atemfluss konzentrieren. Bringen Sie
beides miteinander in Einklang und halten Sie das
Tempo so, wie es für Sie angenehm ist.

5 Abschließen und nachspüren

Zum Abschluss kommen Sie in den aufrechten
Stand. Halten Sie die Arme noch einen Moment zu
den Seiten ausgestreckt, atmen Sie einmal tief ein
und aus. Lassen Sie anschließend die Arme entspannt an den Seiten des Körpers hängen und
spüren Sie einige Atemzüge lang die Schwerkraft in
Ihren Armen und Händen. Um die vollständige Wirkung der Übung wahrzunehmen, gönnen Sie sich
einen Moment des bewussten Übergangs. Nehmen Sie die Veränderungen wahr, die sich körper-

lich oder mental einstellen, und genießen Sie das Wohlgefühl!

TIPP

Die beste Wirkung erzielen Sie, wenn Sie sich für die Bewegung Zeit lassen. Stellen Sie sich vor, dass Sie die Übung in Zeitlupe ausführen. Je langsamer Sie üben, desto besser ist der Dehn- und Streckeffekt. Seien Sie besonders achtsam, wenn Sie bereits unter Verspannungen in der Rückenmuskulatur leiden – hektische Bewegungen sind dann eher kontraindiziert. Achten Sie zudem darauf, dass Sie Ihren Körper seitwärts bewegen und nicht verdrehen.

Wach werden –
Dynamische Übung für den Kreislauf

Das lange Sitzen während der Fahrt oder die Entspannung im Kurzschlaf lassen den Blutdruck naturgemäß etwas absinken. Daher ist es ratsam, den Kreislauf in der Fahrpause wieder in Schwung zu bringen, bevor Sie Ihre Fahrt fortsetzen.

Nutzen

Die nachfolgende dynamische Bewegung lässt Sie tief durchatmen und weckt Ihren Körper und Geist wieder auf. Auf schnelle Weise aktiviert sie Ihren Blutkreislauf und verbessert Ihre Atmung. Zudem tun Sie etwas gegen Steifheit in Ihren Beinen, die während der Fahrt durch das Sitzen weitgehend ruhiggestellt sind.

Zeiteinsatz

Wiederholen Sie die Übung 8- bis 16-mal, wenn Sie mögen, auch öfter. Je nach Tempo entspricht dies mindestens 1–2 Minuten. Sie können die Übung beenden, sobald Sie spüren, dass sich Ihre Atmung vertieft und der Kreislauf in Schwung gekommen ist.

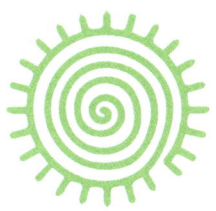

Empfehlung

Führen Sie diese Übung aus,

- ▸ wenn Sie zuvor geschlafen haben und wieder wach werden möchten.
- ▸ wenn Sie lange Fahrten hinter sich haben bzw. während der Fahrpause auf dem Rastplatz.
- ▸ wenn Sie das Gefühl haben, dass Ihre Beine steif sind.
- ▸ wann immer Sie das Bedürfnis verspüren, sich zu bewegen.
- ▸ wenn Ihnen Ihre Atmung schwerfällt.

Anleitung

1 Körperhaltung

Stellen Sie sich in eine aufrechte Position, die Füße etwas mehr als Beckenbreite auseinander, die Zehenspitzen zeigen nach außen. Halten Sie die Arme ausgestreckt vor dem Körper, die Finger sind ineinander verschränkt, nur die Zeigefinger werden nach vorn gestreckt. Die Daumen werden über Kreuz gehalten.

2 Bewegung

Atmen Sie durch die Nase ein. Atmen Sie aus, beugen Sie die Knie und kommen Sie mit möglichst geradem Rücken in eine Hockposition. Achten Sie dabei darauf, die Knie über die Zehen nach außen zu führen, und lassen Sie die Fersen am Boden. Wenn es Ihnen schwerfällt, in die Hockposition zu kommen, gehen Sie nur so weit in die Knie, wie Sie das Gleichgewicht halten können.

Mit dem Einatmen kommen Sie wieder zum Stehen. Drücken Sie dabei die Füße fest auf den Boden – so mobilisieren Sie die Kraft Ihrer Beine, um sich wieder aufzurichten.

Achten Sie während der gesamten Übung darauf, dass das Körpergewicht auf den Fersen liegt, so dass die Füße mit der gesamten Standfläche fest an den Boden gedrückt werden.

3 Bewusstes Atmen

Lassen Sie Ihren Atem mit der Bewegung mitflie-ßen: Atmen Sie ein, wenn Sie sich nach oben in den Stand drücken, und aus, wenn Sie in die Hocke gehen. Atmen Sie stets durch die Nase ein und aus. Nutzen Sie den Atem, um Kraft zu schöpfen. Wenn die Übung anstrengend wird, darf man die Atmung hören. Sie können ruhig ein wenig außer Atem kommen.

4 Geistiger Fokus

Finden Sie Ihren eigenen Übungsrhythmus, indem Sie sich ganz auf die Kombination von Bewegung und Atemfluss konzentrieren, und bringen Sie beides miteinander in Einklang. Halten Sie das Tempo so, wie es für Sie angenehm ist.

5 Abschließen und nachspüren

Zum Abschluss kommen Sie in den aufrechten Stand. Lösen Sie die Finger voneinander und lassen Sie die Arme entspannt an den Seiten des Körpers hängen. Um die vollständige Wirkung der Übung wahrzunehmen, gönnen Sie sich einen Moment des bewussten Übergangs. Bleiben Sie noch einige Atemzüge lang in dieser Haltung stehen und beobachten Sie, wie sich Ihr Atem von allein beruhigt und wieder flacher wird. Nehmen Sie die Veränderungen wahr, die sich körperlich oder mental einstellen, und genießen Sie das Wohlgefühl!

TIPP

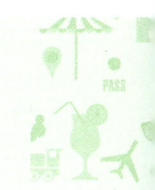

Stellen Sie sich vor, dass Sie die Kraft für die Übung aus der Erde holen. Drücken Sie dafür die Füße fest in den Boden, wenn Sie sich nach oben bewegen.

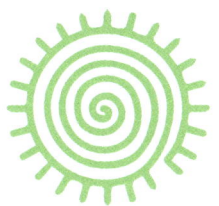

Unterwegs in der Bahn

Augen zu! Entspannung pur
mit dem Mantra SAT NAM

Diese Übung ist besonders empfehlenswert, wenn Sie einen vollen Kopf haben und merken, dass Sie schlecht abschalten können. Das darin verwendete Mantra SAT NAM entstammt der Tradition des Kundalini-Yoga, wie sie von Yogi Bhajan gelehrt worden ist. SAT bedeutet sinngemäß »Wahrheit«, NAM lässt sich mit dem Begriff »Identität = Name« übersetzen. Wer mit SAT NAM meditiert, bezieht sich also auf seine eigene, persönliche Identität.

Auch wenn Ihnen die Verwendung eines Mantras als Konzentrationswort fremd ist, empfehle ich Ihnen, es doch einmal mit diesem Mantra auszuprobieren. Gerade weil es Ihnen unbekannt ist, bleibt Ihr Denken frei von bestimmten Vorstellungen, die bei anderen, bekannten Wörtern unweigerlich auftauchen würden. Diese geistige Neutralität wiederum hilft Ihnen, mental schneller zur Ruhe zu kommen. Sie ermöglicht Ihnen auch, sich mehr an Ihnen selbst auszurichten, das heißt, Ihre ureigenen, wahren Bedürfnisse zu entdecken und ihnen gerecht zu werden.

Nutzen

Im Prinzip ist ein Mantra nichts anderes als ein Konzentrationswort für den Geist. Es wird als Hilfe bei der Meditation benutzt, um den ständigen Strom der Gedanken zu unterbrechen bzw. zu lenken. Dies geschieht durch die fortwährende Wiederholung des Wortes oder Mantras über einen gewissen Zeitraum. Wer immer wieder dasselbe Wort denkt (oder spricht), fokussiert sein Denken und hindert seinen Geist, gleichzeitig über andere Dinge – wie etwa den vollen Terminkalender oder einen riesigen Berg Arbeit auf dem Schreibtisch – nachzudenken. Stattdessen bekommt das Denken einen Anker, der die fortwährenden Gedanken-gänge immer mehr zur Ruhe kommen lässt. Anders ausgedrückt: Wer mit einem Mantra meditiert, entspannt seinen Geist und schafft die Gelegen-heit, sich psychisch neu auszurichten. Sehr be-kannt und verbreitet ist das Mantra OM. Es hilft dem Geist, zur Ruhe zu kommen. Daneben kennen die unterschiedlichen fernöstlichen Traditionen noch viele andere Mantras, die alle eine spezifische Bedeutung haben bzw. denen eine bestimmte Wir-kung zugeschrieben wird.

Zeiteinsatz

Steigen Sie mit 3 Minuten Übungsdauer ein und üben Sie nicht länger als 10 Minuten.

Ich empfehle Ihnen, sich den Timer Ihres Mobil-telefons zu stellen, auch für den Fall, dass Sie ein-schlafen sollten. Sie werden schon nach kurzer Zeit der Meditation spüren, wie sich Ihr mentaler Zustand zunehmend entspannt.

Empfehlung

Diese Übung eignet sich besonders,

▶ um sich geistig und körperlich zu entspannen.

▶ um mental abzuschalten und die Gedanken zu beruhigen.

▶ um das Konzentrationsvermögen zu steigern.

Anleitung

1 Körperhaltung

Setzen Sie sich bequem und aufrecht auf einen Stuhl und stellen Sie beide Füße nebeneinander auf den Boden. Schieben Sie das Gesäß so weit nach hinten, bis es die Rückenlehne berührt. Sie können den Rücken anlehnen, achten Sie jedoch darauf, die Schultern abzusenken und zu entspannen. Legen Sie die Arme entspannt auf die Armlehnen Ihres Sitzes.

2 Bewusstes Atmen

Atmen Sie lang und tief, entspannen Sie sich dabei.

3 Geistiger Fokus

Schließen Sie die Augen und richten Sie Ihre Aufmerksamkeit auf Ihren Atemfluss. Nach einigen Atemzügen denken Sie ein langgezogenes SAT, sobald Sie einatmen. Sobald Sie ausatmen, denken Sie NAM. Wiederholen Sie nun fortwährend im Takt Ihres Atems das Mantra: SAT während des Einatmens, NAM während des Ausatmens.

4 Abschließen und nachspüren

Zum Abschluss atmen Sie einige Male tief ein und aus. Halten Sie die Augen noch einen Moment geschlossen. Um die vollständige Wirkung der Übung wahrzunehmen, gönnen Sie sich einen Moment des bewussten Übergangs. Lassen Sie Ihren Atem entspannt weiterfließen und lauschen Sie nach innen. Nehmen Sie die Veränderungen wahr, die sich körperlich oder mental einstellen, und genießen Sie die Entspannung!

Erst dann bewegen Sie Ihre Finger und Hände. Heben und senken Sie die Schultern, wenden Sie den Kopf langsam von links nach rechts und zurück in die Mitte. Wenn Sie mögen, heben Sie die Hände vor das Gesicht und massieren Sie Ihre Stirn sowie Wangen und Kinn. Öffnen Sie nun die Augen und kehren Sie zurück.

TIPP

Sie können die Übung auch mit Begleitmusik praktizieren. Es gibt eine breite Auswahl an meditativer Entspannungsmusik auf der Basis von Mantras. Solche Musik ist auch unter dem Genre »New Age« u. a. auch auf den digitalen Plattformen wie beispielsweise itunes oder auf Streaming-Plattformen zu finden. Wenn Sie damit bisher wenig vertraut sind, ist der Markt erfahrungsgemäß zunächst etwas unübersichtlich. Lassen Sie sich davon nicht abschrecken und nutzen Sie die nächste längere Bahnfahrt dafür, zu recherchieren und sich einmal einzuhören. Wichtig ist, dass Sie nur Musikstücke auswählen, die Ihnen gefallen und bei denen Sie tatsächlich gut entspannen können.

Immer im Gleichgewicht: Balanceübung im Stehen

Allseits wird der arbeitenden Bevölkerung Bewegungsmangel attestiert. Hilfsmittel wie Schrittzähler oder zahlreiche Fitness-Apps unterstützen dabei, jede Gelegenheit, die sich zur körperlichen Betätigung anbietet, auch zu nutzen. Wenn man jedoch eine längere Strecke im Zug sitzt, sind die Bewegungsmöglichkeiten eher eingeschränkt. Doch zumindest hat das Bahnfahren anderen Verkehrsmitteln gegenüber den Vorteil, dass Sie unterwegs immer mal wieder aufstehen und sich bewegen können.

Nutzen

Die nachfolgende Übung lässt sich ohne viel Aufsehen praktizieren. Sie fördert Ihr Koordinationsvermögen. Außerdem trainieren die Fliehkräfte in den Kurven und bei den Bremsvorgängen Ihr Gleichgewicht und Reaktionsvermögen.

Zeiteinsatz

Diese Übung können Sie so lange ausführen, wie Sie mögen. Die empfohlene Mindestdauer beträgt 3 Minuten.

Empfehlung

Diese Übung ist hilfreich,

- ▶ wenn Sie lange gesessen haben und den Wunsch nach Bewegung verspüren.
- ▶ um mit Hilfe der Ausgleichsbewegungen die Bein- und Rückenmuskulatur zu trainieren.
- ▶ um Ihr Konzentrationsvermögen und Ihr Körpergefühl zu schulen.

Anleitung

1 Körperhaltung

Stehen Sie von Ihrem Sitz auf und stellen Sie sich mit leicht gebeugten Beinen in den Gang. Achten Sie darauf, dass Ihre Füße guten Kontakt zum Boden haben, am besten stellen Sie sie leicht versetzt auf. So können Sie selbst bei voller Fahrt im Zug ganz gut frei stehen! Seien Sie aber trotzdem immer bereit, sich bei Bedarf an einem Sitz oder Tisch festzuhalten, falls Sie einmal das Gleichgewicht verlieren sollten.

2 Bewusstes Atmen

Lassen Sie Ihren Atem fließen. Achten Sie darauf, gleichmäßig ein- und auszuatmen, jedoch ohne den Atem zu kontrollieren.

3 Geistiger Fokus

Konzentrieren Sie sich darauf, Ihre Füße fest am Boden zu halten und während der Fahrt das Gleichgewicht zu bewahren, idealerweise ohne sich mit den Händen festhalten zu müssen. Unterstützend können Sie die Augen auf einen Punkt fokussieren, etwa auf ein Bild oder einen Punkt an der Wand.

4 Abschließen und nachspüren

Zum Abschluss der Übung atmen Sie einige Male tief ein und aus. Bewegen Sie Ihren Körper, lösen Sie nacheinander die Füße vom Boden und schütteln Sie die Beine etwas aus. Um die vollständige Wirkung der Übung wahrzunehmen, gönnen Sie sich einen Moment des bewussten Übergangs. Setzen Sie sich auf Ihren Platz und spüren Sie noch einige Atemzüge lang nach. Nehmen Sie die Veränderungen wahr, die sich körperlich oder mental einstellen, und genießen Sie sie!

TIPP

Diese kleine, feine Übung bietet sich insbesondere bei längeren Zugfahrten als Unterbrechung des durchgehenden Sitzens an. Sie eignet sich aber auch als kleine Trainingseinheit für Fahrten in öffentlichen Verkehrsmitteln, also in der U- oder S-Bahn, insbesondere immer dann, wenn Sie einmal keinen Sitzplatz gefunden haben.

Fingerübung für einen wachen Geist

An unseren Händen und Fingern enden viele Nervenstränge. Aus wissenschaftlichen Untersuchungen weiß man, dass ihre gezielte Aktivierung, beispielsweise durch das Drücken der Fingerkuppen, sich auf das Gehirn auswirkt. Dieser Umstand wird u. a. im Gedächtnistraining genutzt, um mit speziellen Fingertip-Übungen die Hirnplastizität zu trainieren und die Merkfähigkeit zu erhöhen. Auch die Yoga-Tradition kennt eine Vielzahl von Finger- und Handhaltungen, denen jeweils eine spezifische Wirkung auf Körper und Geist zugeschrieben wird. Sie werden häufig in Kombination mit einer bestimmten Atmung oder einem Mantra ausgeführt, wodurch die Wirkungen noch verfeinert werden.

Nutzen

In der nachfolgenden Übung wird ein Mantra mit einer bestimmten Folge von Fingerbewegungen kombiniert. Diese Verbindung fördert die Konzentration und schult die Fähigkeit, sich auf eine bestimmte Tätigkeit zu fokussieren, ohne sich von äußeren Gegebenheiten ablenken zu lassen. Der Yoga geht zudem davon aus, dass solche Meditationsformen das fortgesetzte Gedankenkarussell unterbrechen und den Geist beruhigen können.

Zeiteinsatz

Die empfohlene Mindestdauer für die Übung beträgt 3 Minuten, die maximale Dauer 10 Minuten.

Empfehlung

Führen Sie diese Übung aus,

- wenn Sie unangenehme Gedanken plagen und es Ihnen schwerfällt, mental abzuschalten.
- wenn Sie geistig und körperlich angespannt sind.
- wenn um Sie herum das Chaos tobt und Sie den Wunsch nach innerem Frieden verspüren.
- um Ihr Konzentrationsvermögen zu steigern.

Anleitung

1 Körperhaltung

Setzen Sie sich bequem und aufrecht auf einen Stuhl und stellen Sie beide Füße nebeneinander auf den Boden. Schieben Sie das Gesäß so weit nach hinten, bis es die Rückenlehne berührt. Sie können den Rücken anlehnen, achten Sie jedoch darauf, die Schultern abzusenken und zu entspannen. Legen Sie die Arme entspannt auf die Armlehnen Ihres Sitzes, beziehungsweise halten Sie sie so, dass Sie die Hände und Finger bequem auf Ihren Oberschenkel oder Ihrem Bauch ablegen können. Die Hände berühren sich nicht, sie sind leicht geöffnet und die Finger etwas voneinander gelöst.

2 Bewegung

Beginnen Sie damit, die Fingerspitze von Daumen und Zeigefinger aneinanderzudrücken. Üben Sie dabei einen spürbaren Druck aus und lösen Sie dann wieder die Finger voneinander. Als Nächstes drücken Sie nacheinander die Spitzen von Daumen und Mittelfinger, dann Daumen und Ringfin-

ger und schließlich Daumen und kleinen Finger aneinander.

Die Fingerbewegungen werden stets gleichzeitig
an beiden Händen ausgeführt.

3 Bewusstes Atmen

Entspannen Sie Ihren Atemfluss, atmen Sie gleichmäßig ein und aus.

4 Geistiger Fokus

Schließen Sie Ihre Augen und schauen Sie mit dem
inneren Blick in Richtung Stirn. Richten Sie Ihre
Aufmerksamkeit nun zunächst auf die Fingerbewegungen. Um der Übung einen Rhythmus zu geben
und Ihren Geist zu fokussieren, wiederholen Sie im
Geiste das Mantra SA TA NA MA. Dieses Mantra beschreibt den Kreislauf des Lebens, wie beispielsweise den natürlichen Wechsel der Jahreszeiten
oder den Tag-Nacht-Rhythmus.

5 Abschließen und nachspüren

Zum Abschluss halten Sie mit der Fingerbewegung inne. Lassen Sie Hände und Finger entspannt auf dem Körper ruhen. Atmen Sie einige Male bewusst tief ein und aus. Um die vollständige Wirkung der Übung wahrzunehmen, gönnen Sie sich einen Moment des bewussten Übergangs. Bleiben Sie noch einige Atemzüge lang so sitzen. Nehmen Sie die Veränderungen wahr, die sich körperlich oder mental einstellen, und genießen Sie sie!

Dann bewegen Sie Ihre Finger und Hände. Heben und senken Sie die Schultern, wenden Sie den Kopf langsam von links nach rechts und zurück in die Mitte. Wenn Sie mögen, heben Sie die Hände vor das Gesicht und massieren Sie Ihre Stirn sowie Wangen und Kinn. Öffnen Sie nun die Augen und kehren Sie zurück.

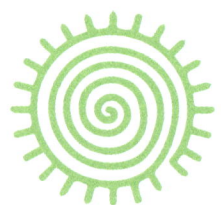

TIPP

Im Gedächtnistraining verwendet man bei derartigen Übungen statt eines Mantras eine Wort- oder Zahlenkombination. So können Sie alternativ zum Mantra von 1 bis 4 zählen oder die Wortfolge »Erde, Sonne, Mond, Sterne« im Geiste wiederholen.

Auch wenn Ihnen die Verwendung eines Mantras als Konzentrationswort fremd ist, empfehle ich Ihnen dennoch, die Übung zumindest versuchsweise auch einmal mit dem Mantra auszuführen. Erfahrungsgemäß werden Sie mit diesen neutralen Wortsilben mental schneller zur Ruhe kommen, als wenn Sie mit Zahlen oder Wörtern üben, die vor Ihrem inneren Auge bestimmte Vorstellungen wachrufen und Ihren Geist aktiv halten.

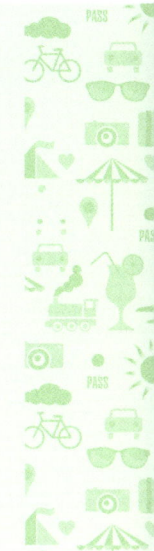

Konzentriert arbeiten:
Übung für einen fokussierten Geist

Wenn Sie zu den Reisenden gehören, die das Unterwegssein regelmäßig zum Arbeiten nutzen, werden Sie häufig mit einem unruhigen Umfeld konfrontiert sein. In solchen Situationen kommt es besonders darauf an, die Aufmerksamkeit auf sich selbst zurückzuziehen und den Geist auf den Punkt fokussieren zu können. Die nachfolgende Übung fördert diese Fähigkeiten.

Nutzen

Mit dieser Übung lernen Sie, Ihre Aufmerksamkeit zu bündeln, um in einen entspannten, meditativen Zustand zu gelangen. Eine regelmäßige Praxis trainiert Ihre Konzentrationsfähigkeit, so dass Ihr Geist auch in Alltagssituationen ruhig bleibt und Sie Ihre Handlungen bewusst lenken können.

Zeiteinsatz

Beginnen Sie mit 3 Minuten Übungsdauer. Im Laufe der Zeit können Sie diese sukzessive auf 10 Minuten ausdehnen.

Empfehlung

Nutzen Sie diese Übung,

▸ wenn es Ihnen schwerfällt, in einem unruhigen Umfeld konzentriert zu arbeiten.

▸ um Ihre Konzentrationsfähigkeit zu steigern.

▸ um auch in schwierigen Situationen noch überlegt handeln zu können.

Anleitung

1 Körperhaltung

Setzen Sie sich bequem und aufrecht auf einen Stuhl und stellen Sie beide Füße nebeneinander auf den Boden. Schieben Sie das Gesäß so weit nach hinten, bis es die Rückenlehne berührt. Sie können den Rücken anlehnen, achten Sie jedoch darauf, die Schultern abzusenken und zu entspannen. Legen Sie die Arme entspannt auf die Armlehnen Ihres Sitzes, beziehungsweise halten Sie sie so, dass Sie die Hände und Finger bequem zusammenbringen können. Führen Sie die vier Finger der rechten Hand an das linke Handgelenk und legen Sie die Finger nebeneinander an, so dass Sie den Puls in allen Fingerspitzen spüren können.

Wenn Sie Schwierigkeiten haben, den Puls am Handgelenk zu ertasten, können Sie die Finger der rechten Hand alternativ an den Hals legen.

2 Bewusstes Atmen

Entspannen Sie Ihren Atemfluss, atmen Sie gleichmäßig ein und aus.

3 Geistiger Fokus

Schließen Sie Ihre Augen. Konzentrieren Sie sich nun auf jeden Pulsschlag. Im Takt Ihres Pulses wiederholen Sie im Geiste fortlaufend das Mantra SAT NAM.

4 Abschließen und nachspüren

Zum Abschluss atmen Sie einige Male tief ein und aus. Um die vollständige Wirkung der Übung wahrzunehmen, gönnen Sie sich einen Moment des bewussten Übergangs. Bleiben Sie noch einige Atemzüge lang so sitzen und lauschen Sie dem inneren Klang des Mantras nach. Nehmen Sie die Veränderungen wahr, die sich körperlich oder mental einstellen, und genießen Sie dieses Wohlgefühl!

Schließlich bewegen Sie Ihre Finger und Hände. Dann heben und senken Sie die Schultern, wenden Sie den Kopf langsam von links nach rechts und zurück in die Mitte. Wenn Sie mögen, heben Sie die Hände vor das Gesicht und massieren Sie Ihre Stirn sowie Wangen und Kinn. Öffnen Sie nun die Augen und kehren Sie zurück.

TIPP

Diese Übung ist ein guter Einstieg in eine regelmäßige Meditationspraxis. Wenn Sie sie über einen längeren Zeitraum täglich praktizieren, trainieren Sie systematisch Ihre Fähigkeit, auch in turbulenten Situationen noch gelassen zu bleiben – eine Fähigkeit, die Ihnen nicht nur beim Reisen zugutekommt.

Unterwegs im Flugzeug

Entspannter Start: Wechselnder Atem

Wie bereits erwähnt, ist das bewusste Atmen eine Technik, die Sie überall und jederzeit leicht ausführen können, um Ihr Wohlbefinden positiv zu beeinflussen. Dies gilt auch für die nachfolgende Methode, mit der Sie sich nach dem Trubel zwischen Transfer zum Flughafen, Einchecken und Besteigen des Flugzeugs ganz auf sich selbst besinnen und auf einen angenehmen Flug vorbereiten können.

Nutzen

Die Wechselatmung zwischen Nase und Mund gleicht Ihr Nervensystem aus. Schon nach einigen Minuten werden Sie sich mental und körperlich entspannen. Diese Art der Entspannung wirkt alles andere als einschläfernd, vielmehr wird Ihr Geist klar werden, so dass Sie sich anschließend in einer neutralen und ruhigen Stimmung befinden.

Zeiteinsatz

Führen Sie diese Übung aus, so lange Sie mögen. Üben Sie jedoch mindestens so lange, bis Sie ihre Wirkung wahrnehmen. Das wird erfahrungsgemäß nach 2–3 Minuten der Fall sein.

Empfehlung

Praktizieren Sie diese Übung,

- ▶ sobald Sie Ihren Sitzplatz eingenommen haben, und kommen Sie an!
- ▶ wenn Sie eben noch zum Flieger gehetzt sind und Sie sich beruhigen möchten.
- ▶ wenn Sie nach einem anstrengenden Arbeitstag den Kopf frei bekommen möchten.

Anleitung

1 Körperhaltung

Setzen Sie sich bequem und aufrecht auf einen Stuhl und stellen Sie beide Füße nebeneinander auf den Boden. Schieben Sie das Gesäß so weit nach hinten, bis es die Rückenlehne berührt. Sie können den Rücken anlehnen, achten Sie jedoch darauf, die Schultern abzusenken und zu entspannen. Legen Sie die Arme entspannt auf die Armlehnen Ihres Sitzes, beziehungsweise halten Sie sie so, dass Sie die Hände bequem zusammenbringen können. Legen Sie die linke Hand in die rechte, die Handflächen zeigen nach oben, die Daumenspitzen berühren sich. Schließen Sie Ihre Augen.

2 Bewusstes Atmen

Entspannen Sie zunächst Ihren Atemfluss, atmen Sie gleichmäßig durch die Nase ein und aus. Nach einigen Atemzügen beginnen Sie dann mit der bewussten Atemführung, indem Sie durch die Nase einatmen und durch den leicht geöffneten Mund ausatmen. Atmen Sie dann wieder durch den

Mund ein und durch die Nase aus. Nun atmen Sie erneut durch die Nase ein und den Mund aus ... und so weiter. Wiederholen Sie diese Art des wechselnden Atems gleichmäßig und konzentriert.

3 Geistiger Fokus

Konzentrieren Sie sich völlig auf den wechselnden Fluss Ihres Atems. Wenn Sie beobachten, dass in Ihrem Kopf Gedanken zu kreisen beginnen, richten Sie ganz bewusst Ihre Aufmerksamkeit wieder auf die Atmung.

4 Abschließen und nachspüren

Üben Sie so lange, bis Sie sich entspannt haben. Um die Übung abzuschließen, atmen Sie einige Male durch die Nase tief ein und aus. Gönnen Sie sich einen Moment des bewussten Übergangs, um die vollständige Wirkung der Übung wahrzunehmen. Verweilen Sie noch einige Atemzüge lang mit geschlossenen Augen, spüren Sie den Veränderungen nach, die sich körperlich oder mental einstellen, und genießen Sie sie!

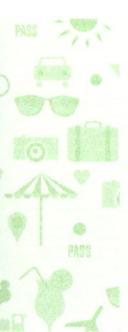

TIPP

Diese Übung beugt negativen Gedankengängen vor und löst unangenehme Gefühle auf. Daher eignet sie sich insbesondere dann, wenn Sie zu der Spezies Mensch zählen, denen das Fliegen generell unangenehm ist. In diesem Fall praktizieren Sie die Wechselatmung während des Starts oder immer dann, wenn Ihnen während des Flugs unwohl ist.

Bewegung auf kleinstem Raum: Übung für Hand- und Fußgelenke

»Platz ist im Flugzeug eigentlich nicht vorhanden!« – Mit dieser Bemerkung reagierte ein befreundeter Trainer auf meine Idee, Entspannungsübungen für fliegende Reisende zu empfehlen. Damit hat er vollkommen recht: Wenn man sich einmal das Raumvolumen eines gängigen Sitzplatzes anschaut, kann man schon froh sein, wenn man über eine durchschnittliche Körpergröße und normale Leibesfülle verfügt. Dennoch gibt es ein wenig Bewegungsspielraum für Hände und Füße, der ausgeschöpft werden will.

Nutzen

Diese Übung regt die Durchblutung in den Extremitäten an und aktiviert den gesamten Blutkreislauf. Dadurch werden Sie sich während und nach dem Flug frischer und wacher fühlen. Außerdem beugt die Fußbewegung dem auf längeren Flügen so typischen Anschwellen der Beine vor.

Zeiteinsatz

Bewegen Sie die Hand- und Fußgelenke 1–2 Minuten lang, ohne anzuhalten.

Empfehlung

Praktizieren Sie diese Übung

- im Anschluss an die vorangegangene entspannende Atemübung, um wieder wach zu werden.
- wann immer Sie das Gefühl haben, dass Ihnen etwas Bewegung guttun würde.
- wenn Sie während des Flugs schwere Beine bekommen.

Selbstverständlich können Sie die Übung mit einigem Zeitabstand mehrmals wiederholen – so oft, wie es Ihnen angenehm ist.

Anleitung

1 Körperhaltung

Setzen Sie sich bequem und aufrecht auf einen Stuhl und stellen Sie beide Füße nebeneinander auf den Boden. Schieben Sie das Gesäß so weit nach hinten, bis es die Rückenlehne berührt. Sie können den Rücken anlehnen, achten Sie jedoch darauf, die Schultern abzusenken und zu entspannen. Halten Sie die Oberarme am Körper, die Unterarme sind leicht angewinkelt, heben Sie die Hände etwas an und halten Sie sie entspannt in der Luft.

2 Bewegung

a) Beginnen Sie damit, die Hände auswärts zu kreisen. Bemühen Sie sich, die Kreise so groß wie möglich auszuführen, lassen Sie sich Zeit dabei. Nach einigen Wiederholungen – mindestens acht

Auswärtskreise – wechseln Sie die Drehrichtung. Zum Abschluss kommen Sie mit den Händen in eine mittlere Position. Schließen Sie die Finger zu festen Fäusten, öffnen Sie sie dann und spreizen Sie Ihre Finger weit auseinander. Wiederholen Sie das Öffnen und Schließen der Hände noch mindestens viermal, bevor Sie zu den Füßen wechseln.

b) Heben Sie nun die Zehen vom Boden, so dass nur noch die Fersen aufliegen. Beginnen Sie, so gut Sie können, mit den Zehen möglichst ausführliche Kreise in der Luft zu beschreiben. Führen Sie die Kreisbewegung zunächst mindestens achtmal nur in einer Richtung aus, bevor Sie dann die Drehrichtung wechseln. Schließen Sie die Übung ab, indem Sie beide Füße in die Ausgangsposition zurückbringen. Ziehen Sie nun die Zehen zum Körper hin an und strecken Sie sie anschließend weitmöglichst nach vorn. Wiederholen Sie dieses Anziehen und Strecken noch viermal oder auch öfter, bevor Sie die Füße entspannt am Boden aufsetzen.

3 Bewusstes Atmen

Atmen Sie gleichmäßig und entspannt durch die Nase ein und aus. Lassen Sie die Atmung ganz von allein geschehen, kontrollieren Sie sie nicht.

4 Geistiger Fokus

Die Wirkung der Übung hängt entscheidend davon ab, wie aufmerksam Sie sie ausführen. Es macht einen großen Unterschied, ob Sie die Hände und Füße »einfach irgendwie« bewegen und mit ihnen herumzappeln, oder ob Sie konzentriert bei der Sache sind. Richten Sie Ihre Aufmerksamkeit also einen Moment ganz auf die Bewegung der Hände und Füße.

5 Abschließen und nachspüren

Am Ende der Übung atmen Sie einige Male tief ein und aus. Um die vollständige Wirkung der Übung wahrzunehmen, gönnen Sie sich einen Moment des bewussten Übergangs und bleiben Sie noch einige Atemzüge lang so sitzen. Spüren Sie den Veränderungen nach, die sich körperlich oder mental einstellen, und genießen Sie das Wohlgefühl!

TIPP

In der yogischen Tradition geht man davon aus, dass Verspannungen in den Gelenken durch zurückgehaltene Emotionen entstehen. Sobald wir Bewegung in diesen Körperbereich bringen, aktivieren wir auch die darin gebündelte emotionale Energie und machen sie uns wieder zunutze. Praktizieren Sie diese Übung, wenn Sie sich innerlich angespannt fühlen und/oder emotional negativ aufgeladen sind. Die Bewegung nimmt einen Teil der überschüssigen Anspannung auf und ermöglicht Ihnen, mit einem klaren Geist auf die auslösende Situation zu schauen.

Perfekte Landung:
Übung für die Füße am Boden

Am Ende eines Fluges kommt es auf eine sichere Landung an. Ihr persönliches Ankommen unterstützen Sie durch diese kleine Anspannungsübung, die Ihnen das Gefühl vermittelt, schnell wieder festen Boden unter den Füßen zu gewinnen – damit Sie Ihrem Ziel in Ihrem Tempo weiter entgegengehen können.

Nutzen

Die Übung aktiviert die gesamte Beinmuskulatur und regt den Blutkreislauf in den Beinen an. Dadurch bereiten Sie sich nach einem längeren Flug darauf vor, aufzustehen und zu gehen.

Zeiteinsatz

Wiederholen Sie die Übung 8- bis 16-mal, erfahrungsgemäß entspricht dies etwa einer Dauer von 1–2 Minuten. Selbstverständlich können Sie die Übung mit einigem Zeitabstand mehrmals wiederholen – so oft, wie es Ihnen angenehm ist.

Empfehlung

Wenden Sie diese Übung an,

- ▶ um sich während des Landeanfluges auf das Verlassen des Flugzeugs vorzubereiten.
- ▶ wenn Sie während des Fluges schwere Beine bekommen.
- ▶ wenn Sie unter Flugangst leiden und das Gefühl haben, den Boden unter den Füßen zu verlieren.

Anleitung

1 Körperhaltung

Setzen Sie sich bequem und aufrecht auf einen Stuhl und stellen Sie beide Füße nebeneinander auf den Boden. Schieben Sie das Gesäß so weit nach hinten, bis es die Rückenlehne berührt. Sie können den Rücken anlehnen, achten Sie jedoch darauf, die Schultern abzusenken und zu entspannen. Legen Sie die Arme entspannt auf die Armlehnen Ihres Sitzes, beziehungsweise halten Sie sie so, dass Sie die Hände bequem auf den Oberschenkeln ablegen können. Schließen Sie Ihre Augen.

2 Bewegung

Die Bewegung besteht in einem wechselnden An- und Entspannen der Beinmuskulatur:

a) Halten Sie zunächst die Füße fest am Boden aufgesetzt. Bauen Sie die Muskelanspannung von unten beginnend auf, indem Sie die Füße fest an den Boden drücken. Spannen Sie jetzt die gesamte Beinmuskulatur an. Aktivieren Sie schließlich auch den Beckenboden, indem Sie den Bereich zwischen den Beinen, vom Schambein bis zum Steißbein, anspannen.

b) Lösen Sie die Anspannung, indem Sie bewusst die Muskeln im Unterleib und die Beinmuskulatur entspannen. Nehmen Sie wahr, wie sich die Füße dabei leicht vom Boden zu heben scheinen.

Wiederholen Sie die wechselnde An- und Entspannung im Takt mit Ihrem Atem: Beim Anspannen atmen Sie ein, beim Entspannen aus.

3 Bewusstes Atmen

Atmen Sie während der Übung lang und tief durch die Nase ein und aus. Atmen Sie langsam und ruhig, damit Sie genug Zeit für die An- und Entspannung haben.

4 Geistiger Fokus

Konzentrieren Sie sich voll und ganz auf das Zusammenspiel von Atmung und körperlicher An- und Entspannung.

5 Abschließen und nachspüren

Am Ende der Übung atmen Sie noch einige Male tief ein und aus, entspannen Sie dabei die Beine und Füße. Um die vollständige Wirkung der Übung wahrzunehmen, gönnen Sie sich einen Moment des bewussten Übergangs und bleiben Sie noch einige Atemzüge lang so sitzen. Spüren Sie den Veränderungen nach, die sich körperlich oder mental einstellen, und genießen Sie sie!

TIPP

Übungen wie diese werden im Yoga genutzt, um sich »zu erden«. Sie sind besonders hilfreich in Situationen, in denen man das Gefühl hat, den Boden unter den Füßen zu verlieren. Praktizieren Sie diese Übung nicht nur im Flugzeug, sondern immer dann, wenn Sie sich innerlich unsicher und kraftlos fühlen. Die Übung stabilisiert Sie bei Flugangst ebenso wie bei Schwindel.

Unterwegs im Hotel

Ausdauer auf der Stelle: Joggingersatz

Für die nächsten beiden Übungen benötigen Sie nicht mehr als sich selbst. Während die erste Übung Sie kräftig in Bewegung bringt und einen Beitrag zum Stressabbau leistet, handelt es sich bei der zweiten Übung um eine entspannende Atemmeditation aus der Tradition des Kundalini-Yoga. Wenn Ihr Arbeitstag anstrengend war, empfehle ich Ihnen, beide Übungen am Abend im Hotelzimmer auszuführen – am besten direkt, bevor Sie zu Bett gehen. Sie werden anschließend tief und fest schlafen können!

Diese Übung ist etwas für Sie, wenn Sie gern Ausdauersport betreiben. Nicht umsonst heißt sie »Joggingersatz«! Wenn Sie die Übungsdauer auf

15 Minuten ausdehnen, werden Sie eine ähnlich intensive Wirkung erzielen wie auf einer anspruchsvollen Laufstrecke bei gleicher Zeitdauer.

Nutzen

Sehr kraftvoll ausgeführt bringt die Übung Ihre ganze Energie in Gang: Die Atmung vertieft sich, und der Blutkreislauf wird aktiviert. Körperliche Bewegung ist zudem das Mittel der Wahl, um Stress abzubauen und den Kopf wieder frei zu bekommen.

Zeiteinsatz

Laufen Sie mindestens 5 Minuten, dann werden Sie spüren, dass Ihr Kreislauf in Schwung gekommen ist. Wenn Sie länger laufen, trainieren Sie Ihre Ausdauer, und wahrscheinlich kommen Sie dabei ordentlich ins Schwitzen. Die Armbewegung intensiviert die Übung, so dass dieser »Joggingersatz« bei geringerem Zeitaufwand dieselbe Wirkung wie das gewöhnliche Jogging hat.

Empfehlung

Joggen Sie auf der Stelle

- ▶ morgens nach dem Aufstehen, um den Kreislauf in Schwung zu bringen und richtig wach zu werden.
- ▶ am Ende eines anstrengenden Arbeitstages, um den Alltagsstress abzustreifen und den Kopf frei zu bekommen.
- ▶ um Ihr Herz und Ihr Immunsystem zu stärken.
- ▶ wenn Sie die Laufschuhe und Ihr Sportzeug vergessen haben.
- ▶ wenn es draußen in Strömen regnet oder im Hotel kein Laufband vorhanden ist.

Anleitung

1 Körperhaltung

Stellen Sie sich aufrecht hin, schließen Sie die Hände zu lockeren Fäusten. Achten Sie darauf, dass Sie auf rutschfestem Boden stehen. Wenn Sie ohne Schuhe laufen, ziehen Sie am besten die Strümpfe aus, um nicht auf glattem Boden auszurutschen. Außerdem ist es wichtig, dass Sie mindestens eine Armlänge um sich herum Freiraum haben und keine Gegenstände im Weg sind. Wenn möglich, öffnen Sie das Fenster weit, um frische Luft hereinzulassen.

2 Bewegung

Beginnen Sie, auf der Stelle zu laufen. Ziehen Sie dabei die Knie hoch und stoßen Sie abwechselnd die Fäuste nach vorn und ziehen Sie sie wieder zurück. Heben Sie die Knie so hoch wie möglich, schlagen Sie mit den Fäusten kraftvoll zu, so als ob Sie einen Punchingball treffen möchten. Wenn Sie das linke Knie hochziehen, stößt die rechte Faust nach vorne, wenn Sie das rechte Knie hochziehen, die linke Faust.

Beginnen Sie in einem gemäßigten Tempo, bis Sie die Bewegungsabläufe von Beinen und Armen aufeinander abgestimmt haben. Beschleunigen Sie dann allmählich den Rhythmus auf ein Tempo, das Sie eine Weile gleichbleibend aufrechterhalten können.

3 Bewusstes Atmen

Atmen Sie kräftig bei jedem Stoß nach vorne aus und atmen Sie wieder ein, wenn Sie die Faust zurückziehen. Je intensiver und kraftvoller Sie in die Übung hineingehen, desto geräuschvoller können Sie atmen.

4 Geistiger Fokus

Suchen Sie sich einen Fokus für Ihre Augen. Sie können beispielsweise aus dem Fenster in die Ferne auf den Horizont schauen oder einen Punkt an der Wand fixieren. Stellen Sie sich vor, dass dort Ihr Ziel liegt, auf das Sie zulaufen.

5 Abschließen und nachspüren

Laufen Sie so lange, bis Sie die gewünschte Wirkung spüren. Zum Ausklang der Übung verlangsamen Sie allmählich das Lauftempo. Am Ende machen Sie nur noch kleine Trippelschritte und lassen die Arme sinken, öffnen Sie die Fäuste. Kommen Sie schließlich zum Stehen, stellen Sie die Füße hüftbreit nebeneinander und suchen Sie sich einen festen, sicheren Stand. Um die vollständige Wirkung der Übung wahrzunehmen, gönnen Sie sich einen Moment des bewussten Übergangs. Schließen Sie dafür Ihre Augen oder schauen Sie schräg vor sich auf den Boden. Beobachten Sie Ihren Atem, ohne ihn zu steuern. Nehmen Sie wahr, wie er von allein flacher und ruhiger wird. Spüren Sie Ihren Herzschlag, der mit jedem Atemzug wieder langsamer wird. Nehmen Sie die Veränderungen wahr, die sich körperlich oder mental einstellen, und genießen Sie die Entspannung!

TIPP

Natürlich ist Joggen an der frischen Luft nicht durch diese Variante des Laufens im Hotelzimmer zu ersetzen. Dennoch ist der »Joggingersatz« eine gute Alternative für Sie, wenn Sie kein Sportzeug im Gepäck haben oder es keine Laufmöglichkeit in Ihrer Unterkunft gibt. Gerade wenn Sie einen stressigen und insgesamt bewegungsarmen Tag hinter sich haben, empfehle ich Ihnen diese Übung: Bevor Sie sich schlapp ins Bett fallen lassen, raffen Sie sich noch einmal auf und laufen Sie einige Minuten und schütteln Sie so die Geschehnisse des Tages ab.

Atemübung gegen Jetlag und für einen guten Schlaf

Zum Abschluss des Praxisteils möchte ich Ihnen ein besonderes Bonmot mit auf den Weg geben: die sogenannte Shabd Kriya aus der Tradition des Kundalini-Yoga. Diese spezielle Atemmeditation wird in Verbindung mit einem Mantra ausgeführt und entfaltet dadurch eine tief entspannende Wirkung auf Ihren Geist. Sie eignet sich hervorragend für all diejenigen, die auf Reisen längere Strecken zurücklegen und dabei unterschiedliche Zeitzonen überwinden. Diese zeitliche Anpassungsleistung stellt für den Körper eine große Herausforderung dar, die eine spezielle Regeneration erfordert. Dies gilt vor allem dann, wenn Sie immer wieder weite Geschäftsreisen bewältigen müssen. Mit der Shabd Kriya können Sie dieser besonderen Belastung begegnen.

Nutzen

Die Meditationsübung regeneriert das Nervensystem. Sie ist hilfreich nach einer längeren Stressphase oder um Jetlag und andere Nachwirkungen von weiten Reisen zu überwinden. Traditionell wird sie bei Schlafstörungen empfohlen. Sie hilft Ihnen, in einen tiefen, erholsamen Schlaf zu finden und am nächsten Morgen erfrischt aufzuwachen.

Zeiteinsatz

Praktizieren Sie die Meditation zum Einstieg für 3 Minuten. Wenn Sie mit dem Atemrhythmus gut zurechtkommen, steigern Sie die Übungsdauer direkt auf 10 Minuten. Sind Sie mit der Meditation gut vertraut, können Sie bis zu einer Stunde üben.

Empfehlung

Die Atemübung eignet sich,

- ▶ wenn Sie unter Jetlag leiden.
- ▶ um die Anstrengungen längerer Reisen zu bewältigen.
- ▶ um Schlafstörungen jeglicher Art zu überwinden. Bei chronischen Schlafstörungen

empfiehlt sich eine tägliche Übungspraxis von mindestens 10 bis 30 Minuten, idealerweise direkt vor dem Zubettgehen.

▸ um Ihr Nervensystem zu stärken und mental zu entspannen.

Anleitung

1 Körperhaltung

Setzen Sie sich mit gerader Wirbelsäule auf einen Stuhl oder in bequemer Meditationshaltung auf den Boden. Legen Sie die Hände in den Schoß, die rechte Hand über der linken. Die Daumenkuppen liegen aneinander, die Daumen zeigen nach vorn. Schauen Sie mit den Augen durch die Wimpern auf die Nasenspitze, die Augen sind nur leicht geöffnet.

2 Bewusstes Atmen

Atmen Sie in vier gleich langen Zügen durch die Nase ein, so dass die Lungen vollständig mit Luft gefüllt sind. Halten Sie den Atem **über 16 Takte** an und atmen Sie dann in zwei gleich langen Zügen durch die Nase aus. Um einen gleichmäßigen Rhythmus aufrechtzuerhalten, kombinieren Sie die Atmung mit zwei Mantras, wie im Folgenden beschrieben.

3 Geistiger Fokus

Während Sie über vier Schritte einatmen, denken Sie die vier Silben des Mantras SA TA NA MA.

Nun halten Sie den Atem an und wiederholen dabei viermal hintereinander im gleichen Rhythmus wie beim Einatmen das Mantra SA TA NA MA, also insgesamt 16 Silben.

Atmen Sie in zwei gleich langen Zügen aus und denken Sie dabei das Mantra WAHE GURU.

Sie können die Länge eines Atemzugs und des Einhaltens des Atems ihrem Vermögen anpassen, indem Sie das Mantra schneller oder langsamer innerlich rezitieren.

Das Mantra SA TA NA MA ist eine Metapher für den ewigen Kreislauf des Lebens und bedeutet sinngemäß Unendlichkeit, Leben, Tod, Wiedergeburt.

WAHE wird mit »Ekstase« übersetzt. GU bedeutet Dunkelheit, und RU bedeutet Licht. GURU beschreibt also den Weg vom Dunkeln ins Licht. Das Mantra WAHE GURU wirkt als Affirmation für die unbeschreibliche Freude über ein bewusst gelebtes Leben.

4 Abschließen und nachspüren

Praktizieren Sie die Meditation so lange, wie Sie die spezielle Atemtechnik ohne Anstrengung ausführen können. Zum Abschluss atmen Sie einige Male tief ein und aus. Um die vollständige Wirkung der Übung wahrzunehmen, gönnen Sie sich einen Moment des bewussten Übergangs. Bleiben Sie noch einige entspannte Atemzüge lang so sitzen und lassen Sie die Meditation nachwirken. Nehmen Sie die Veränderungen wahr, die sich körperlich oder mental einstellen, und genießen Sie das Wohlgefühl!

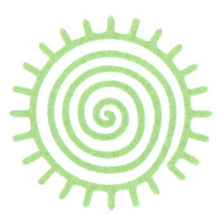

TIPP

Neueinsteigern empfehle ich, vor Beginn der Meditation den Timer des Mobiltelefons zu stellen, um die
geeignete Übungsdauer einzuhalten. Sie werden schon
nach kurzer Zeit der Meditation eine Entspannung
Ihres mentalen Zustands spüren und jegliches Zeit-
gefühl verlieren.

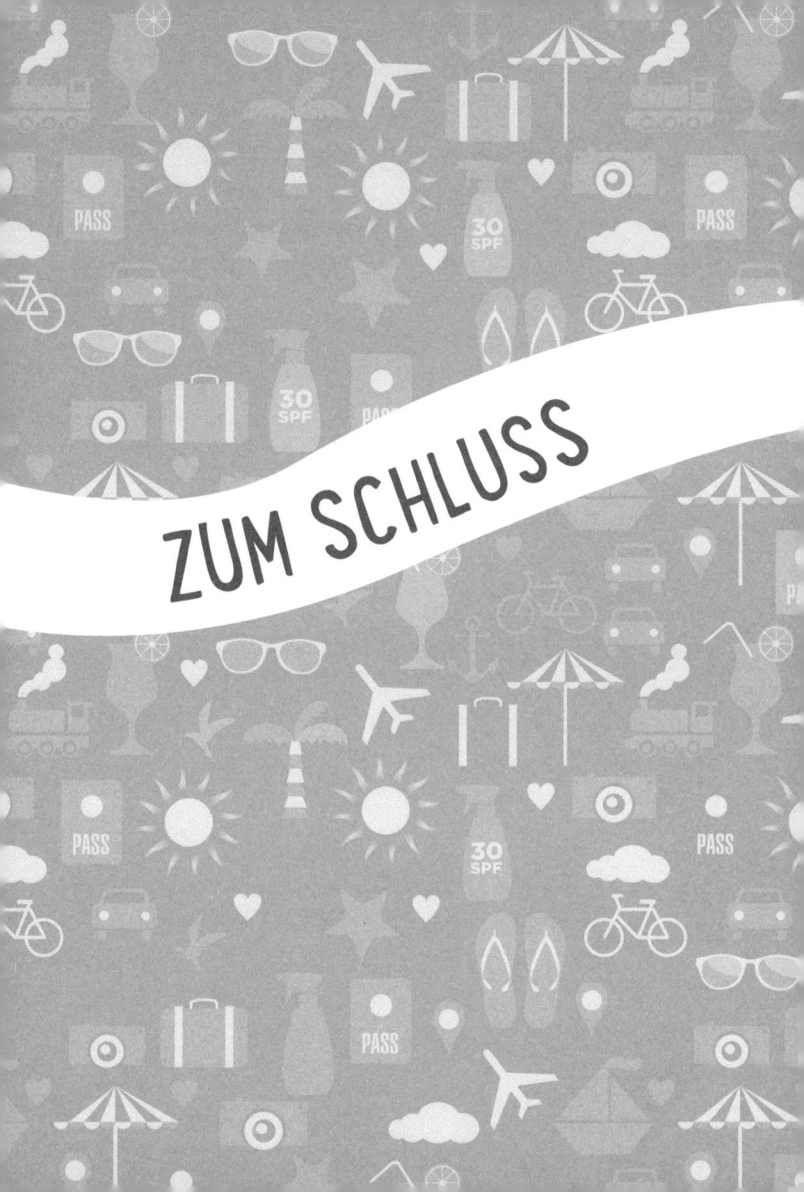

ZUM SCHLUSS

Normalerweise betrachten wir beruflich bedingtes Unterwegssein als notwendiges Übel: Wir müssen um unserer Arbeit willen gezwungenermaßen eine mehr oder weniger lange Distanz überwinden, um von unserem Wohnort zur Arbeitsstätte zu gelangen und wieder nach Hause zurückzukehren.

Wenn man den Berichterstattungen in den Medien und den zahlreichen Studien über die mobile Gesellschaft glauben kann, dann beklagen die meisten Arbeitnehmer, die längere Pendelwege zu absolvieren haben, dies als belastenden Verlust von Freizeit und Autonomie, ganz ungeachtet der finanziellen Kosten, die mit dem Pendeln verbunden sind.

Die Gründe, warum sich Menschen dennoch für diese Art der Mobilität entscheiden, sind so vielfältig wie die Menschen selbst:

- ▸ Der Arbeit hinterherzuziehen kommt für Menschen, die am Heimatort verwurzelt sind, nicht in Frage.
- ▸ Wer eine Familie mit schulpflichtigen Kindern hat, wird ihnen das gewohnte soziale Umfeld dauerhaft erhalten wollen.

- Wenn sich der nächste Karriereschritt bei einem Arbeitgeber in einer entfernten Stadt bietet, nehmen viele die attraktive Chance wahr, auch wenn dafür längere Fahrstrecken nötig sind.
- Gependelt wird auch dann, wenn der Partner beruflich an einen anderen Standort gebunden ist.
- Ja, und dann gibt es auch Menschen, für die das Unterwegssein einen besonderen Reiz hat.

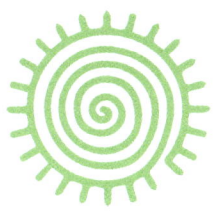

In meinen Coachings höre ich häufig, dass die Wahl des Wohnortes genauso alternativlos sei wie die Arbeitsstätte. Ein langer Arbeitsweg scheint der Preis dafür zu sein, überhaupt einen festen Arbeitsplatz zu haben und den Lebensunterhalt sicherzustellen.

Wie bereits im Kapitel »Unterwegs als Tagespendler« ausgeführt, treffen wir aber spätestens mit der Wahl eines bestimmten Arbeitsplatzes eine Entscheidung, eben für diesen Arbeitgeber, für eine Arbeitsstätte. Dies gilt auch dann, wenn das Unternehmen seinen Standort verlagert und wir dadurch fremdbestimmt mit einer Verlängerung des Arbeitsweges konfrontiert werden. Denn es liegt am Ende des Tages an uns, ob wir diese Veränderung akzeptieren – oder eben nicht und uns stattdessen nach anderen beruflichen Möglichkeiten umschauen.

Einmal getroffene Entscheidungen können überprüft werden. Dies gilt vor allem dann, wenn Sie und/oder Ihre Familie unter der Mobilität leiden oder sich die Rahmenbedingungen zu unseren Ungunsten verändern. In solchen Situationen sollten

Sie nicht nur den Arbeitsweg, sondern die gesamte Arbeits- und Lebenssituation auf den Prüfstand stellen. Eine so umfassende Reflexion kann zu Entscheidungen führen, die Veränderungen mit sich bringen — wodurch häufig Ängste ausgelöst werden, vor allem wenn Familienmitglieder mit betroffen sind. Diese Ängste sind nachvollziehbar, doch sie sollten Sie nicht davon abhalten, eine sinnvolle Veränderung anzustoßen. Denn wer den Kopf in den Sand steckt und eine Veränderung gar nicht in Betracht zieht, zwingt sich eben erst in den so belastenden Spagat zwischen Privat- und Berufsleben.

Nun dient Coaching dazu, neue Blickwinkel zu gewinnen: Meistens findet sich die Lösung auf der anderen Seite des Problems! Dafür ist es nötig, einen Schritt von der belastenden Situation zurückzutreten und alles einmal in einem anderen als dem gewohnten Licht zu betrachten. Dies führt zu der Frage, wo die Chancen, aber auch die persönlichen Grenzen der Mobilität liegen. Eine veränderte Perspektive ermöglicht die Reflexion des bisher Bekannten und Erkenntnisse über den Gestaltungs-

Die **POSITIVE EINSTELLUNG** zur Mobilität federt einen großen Teil der Belastungen ab, die mit dem Pendeln einhergehen.

spielraum, der tatsächlich zur Verfügung steht. Wer sich die Mühe macht, sich mit der eigenen Mobilität wirklich auseinanderzusetzen, hat die Chance, seine Belastung so weit wie möglich zu verringern und so gut wie möglich für sich auszugestalten. Am Ende steht ein bewusstes JA zu den eigenen Bedürfnissen wie auch zu der gewählten Arbeitssituation. Eine solche positive Einstellung zur notwendigen Mobilität ist nicht zu unterschätzen – sie federt einen großen Teil der Belastungen ab, die mit dem Pendeln einhergehen.

Der Arbeitsweg kennzeichnet stets den Übergang zwischen dem privaten und dem beruflichen Umfeld. Im übertragenen Sinn lässt sich die Überbrückung von Distanzen als Metapher für Übergang und Veränderung verstehen: Wir überwinden Grenzen, bewegen uns dabei von einer Welt in die andere und verändern dabei unsere Rolle, unsere Identität.

In unserer von Mobilität geprägten Welt nehmen wir diese Übergänge und die damit verbundenen Anpassungsleistungen, wie eben längere Arbeitswege, als gegeben hin. Genauso ist es völlig normal für uns, zwischen Privatleben und Beruf zu unterscheiden und klare Grenzen zu ziehen.

Wir vergessen dabei, dass dies nur aufgrund unseres modernen Lebensstils überhaupt möglich ist. In einer Zeit, in der die heute üblichen Fortbewegungsmittel noch nicht für die breite Bevölkerung nutzbar waren, sah auch die Arbeitswelt anders aus. Wenn Sie rund hundert Jahre zurückdenken, arbeiteten die meisten Menschen dort, wo sie lebten – oder sie lebten dort, wo sie arbeiteten. Nicht selten befanden sich Arbeitsstätte und Wohnung im gleichen Gebäude oder in direkter Nachbarschaft, denken Sie beispielsweise an Handwerker oder die Landwirtschaft. Für diese Menschen war die Nähe von Privatem und Beruflichem ganz normal. Zu jener Zeit noch galt das Reisen als ein Aspekt der Bildung: Wer an fremde Orte reiste, erweiterte buchstäblich den eigenen Horizont und gewann einen neuen Blick auf die Welt. Dieser Luxus blieb zumeist den gehobenen Gesellschaftsschichten vorbehalten.

Heute, nur wenige Generationen später, haben wir alle die Möglichkeit, Mobilität für uns in Anspruch zu nehmen und unser Leben entsprechend einzurichten. So möchte ich Sie zum Abschluss dieses Buches dazu einladen, die Art und Weise, wie Sie sich fortbewegen und welche Strecken Sie dabei überwinden, als Sinnbild dafür zu sehen, wie Sie derzeit auf Ihr Leben schauen und auf welche Art Sie sich durch Ihr Leben bewegen.

Wenn Ihnen die Gründe für Ihre Mobilität wirklich wichtig sind und Sie sich aus vollem Herzen dafür entscheiden können, werden Sie sich stets mit einem guten Gefühl auf den Weg machen. Nun liegt es ganz an Ihnen selbst, was Sie auf dem

Weg zur Arbeit und auf dem Heimweg erleben und wie Sie diese Zeit für sich ausgestalten! Ich freue mich, wenn Ihnen die Anregungen in diesem Buch dabei eine Hilfe sind.

Johannes Lauterbach

slowtime!
Einfach mal anhalten
Die besten Tipps zum Entspannen

Abschalten und loslassen mitten im stressigen Alltag? Kurze Entspannungspausen sind jederzeit und überall möglich: im Büro, zu Hause oder unterwegs. Wie es geht, zeigt Entspannungscoach Johannes Lauterbach. Er ist Mitinitiator von slowtime! Berlin – der urbanen Entschleunigungsbewegung. Einfache Übungen helfen, sich schnell zu entspannen – auch in besonders stressigen Situationen.

»Tolle Anti-Stress-Tricks, für die es kein Fitness-Studio und keinen 27-Stunden-Tag braucht.«

Echo der Frau

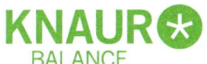

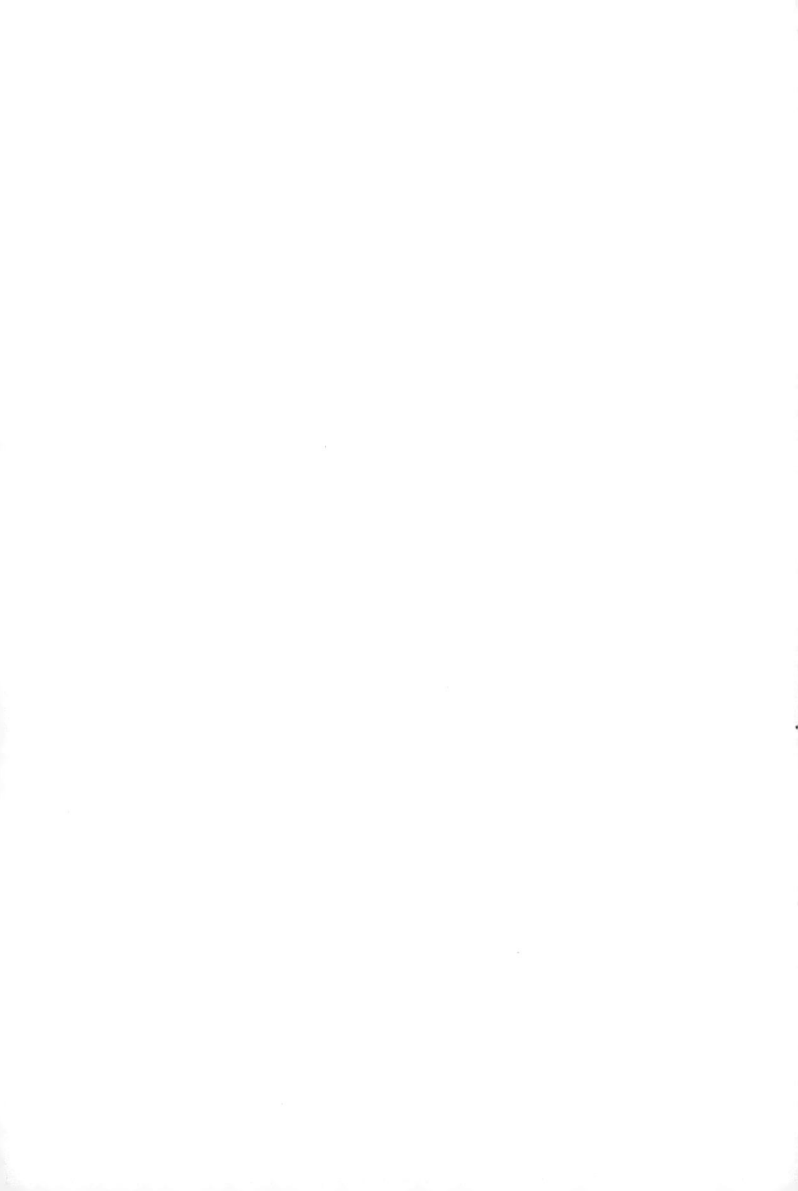

Maren Schneider

Achtsamkeit für Einsteiger

Maren Schneider zeigt in diesem praktischen Guide den direkten Weg zu einem achtsamen Leben. Hierfür ist die Meditation ein wichtiges Hilfsmittel. Die erfahrene MBSR-Lehrerin erklärt die zentralen Übungen der Atem- und Körperpraxis. Sie hat die einfachen Anleitungen zusätzlich auf die beiliegende CD gesprochen.

Ob im Alltag, in der Arbeit oder mit dem Partner: Innere Klarheit und Gelassenheit werden so überall erfahrbar.

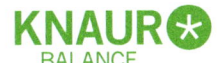